Der Notfall

MR Dr. Robert Mader
Univ.-Prof. Dr. Gerhard Prause

Der Notfall

Professionelle Erste Hilfe, bis der Notarzt kommt

Ein Kurs- und Arbeitsbuch

Unter Mitarbeit von
Dr. med. Kostja Steiner, Graz
Dr. med. Walter Spindelböck, Graz
Dr. med. Peter Sigmund, Leibnitz

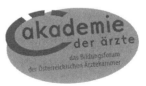

2. aktualisierte und erweiterte Ausgabe

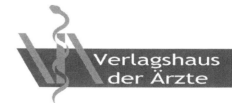

© Verlagshaus der Ärzte GmbH,
Nibelungengasse 13, A-1010 Wien
www.aerzteverlagshaus.at

2. Auflage 2013

ISBN 978-3-99052-042-0

Umschlag & Satz: Grafikbüro Lisa Hahsler, 2232 Deutsch-Wagram
Umschlagfoto: Kurt Michel, www.pixelio.de
Projektbetreuung: Hagen Schaub
Fotos zum Text: Autoren
Druck & Bindung: Prime Rate Kft., 1044 Budapest

Printed in Hungary

Vorwort

Professionelle Erste Hilfe, bis der Notarzt kommt – dies kann entscheidend für das Fortkommen eines Notfallpatienten sein. Häufig ist es ein niedergelassener Arzt, der unversehens, alleine und nicht entsprechend ausgerüstet mit einer lebensbedrohlich erkrankten oder verletzten Person konfrontiert wird. In diesen ersten Minuten sind notfallmedizinisches Grundwissen und einfache Techniken gefordert. Für notfallmedizinische „High-end"-Versorgung fehlen Zeit, Assistenz, Ausrüstung und manchmal auch eigene Routine, sind doch lebensbedrohliche Notfälle im Alltag niedergelassener Ärzte sehr selten. Nichtsdestoweniger erfordern es unser Berufsverständnis, unser Gewissen, aber auch die Erwartungen der Bevölkerung, dass wir kompetent helfen können. Die aktuelle Qualitätssicherungsverordnung (§ 49 ÄrzteG 1998 – Fassung BGBl. I 61/2010) fordert die in diesem Skriptum vermittelten Kompetenzen als notwendigen Standard für alle niedergelassenen Ärztinnen und Ärzte ein – egal, in welcher Fachrichtung sie tätig sind.

Wir hoffen, mit diesem Ausbildungsangebot den Bedarf an notfallmedizinischen Kenntnissen entsprechend zu stillen, ohne über das Ziel hinauszuschießen. Die Inhalte entsprechen den bei Herausgabe gültigen ERC-Richtlinien.

Dr. Robert Mader
Arzt für Allgemeinmedizin, Trofaiach
Arbeitsgemeinschaft für Notfallmedizin, Medizinische Universität Graz
Landesarzt Stv. des österreichischen Bergrettungsdienstes Steiermark

Univ.-Prof. Dr. Gerhard Prause
Univ.-Klinik für Anästhesiologie und Intensivmedizin
Klinikum Graz
Leiter der Teaching Unit für Notfallmedizin der MUG

Strukturierte Untersuchung des Notfallpatienten

Erster Eindruck – Suche nach Lebenszeichen
(ehemals **B**ewusstsein, **A**tmung, **K**reislauf)

Begrüßen, Ansprechen, Berühren
Kopf überstrecken: sehen, hören, fühlen
=> ansprechbarer/bewusstloser/Reanimations-Patient

Körperliche Untersuchung

A Airway: Atemwege freimachen durch Kopfüberstrecken, Mund ausräumen, absaugen, Esmarch-Handgriff, ...

B Breathing: Qualität der Atmung, Bewegung des Brustkorbs, abnorme Atemgeräusche, Hautfarbe, ...

C Cirkulation: Blutungen, Puls, Blutdruck, Haut, ...

D Disability: Neurologie: Pupillen, Meningismus, Halbseitenzeichen, Querschnitt-Zeichen, Vigilanz, Orientiertheit, ...

E Exposure: Status Kopf-Fuß im Überblick

Untersuchungsgang des Notfallpatienten

S Symptoms: Beschwerden, wo, seit wann?

A Allergy: bekannte Allergien?

M Medicines: welche Medikamente?

P Past history: Vorerkrankungen?

L Last meal: Erbrechen/Aspiration möglich?

E Environment: Umfeld, Auslöser, ist für mich die Situation verständlich erklärbar?

Die Alarmierung des Notarztsystems in Österreich erfolgt über die Notrufnummer 144 ohne Vorwahl.

Dort erreicht man erfahrene Disponenten, die die Alarmierung veranlassen. Diese wissen über verfügbare Einsatzmittel Bescheid und entscheiden je nach erhaltenen Informationen über das optimale Transportmittel. Bei komplizierten Transportwegen, schweren Patienten oder unwegsamen Geländesituationen können durchaus auch andere Einsatzorganisationen mitalarmiert werden (Polizei, Feuerwehr, Bergrettung, Rettungshubschrauber).

Der Ersthelfer soll die Organisation des Einsatzes unbedingt delegieren, um dem Patienten lückenlos zur Verfügung zu stehen.

Notfall-Standard

Patient ansprechbar

- Lagerung
- O_2
- RR + Leitung
- Monitoring

Notruf 144

Patient bewusstlos, mit sicheren Lebenszeichen

- Seitenlagerung (evtl. bei Arzt-Versorgung in Rückenlage Esmarch-Handgriff)
- O_2
- RR + Leitung + BZ
- Monitoring

Notruf 144

Patient reglos, ohne Lebenszeichen

Notruf 144

- CPR (Arzt macht Beatmung)
- Defibrillator mögl.rasch (bei Kafli→Schock)
- weiter CPR
- alle 2 min. Defi-Analyse (bei Kafli →Schock)
- evtl. Intubation
- evtl. Leitung + 1mg (=10ml) L-Adrenalin
- alle 4 min. 1mg (=10ml) L-Adrenalin

© Dr.Peter Sigmund

Inhalt

Der Notfall in der Arztpraxis

Voraussetzungen entsprechend der Qualitätssicherungsverordnung
(außer für Praxen, in welchen nur Beratungen durchgeführt werden)

- Abgesehen vom Arzt selbst muss mindestens ein/e in Erster Hilfe versierte/r Arzthelfer/in vor Ort sein.

- Die Räumlichkeiten und Einrichtung müssen den „Bedürfnissen" eines Notfalls angepasst sein. Dazu zählt eine von allen Seiten zugängliche Liege (um die Versorgung eines bewusstlosen Patienten zu gewährleisten). Die Notfallausrüstung hat mit wenigen Handgriffen erreichbar zu sein.

- Telefonnummern zur Alarmierung von Notarzt, Polizei und anderen Einsatzorganisationen sind bei jedem Telefon sofort verfügbar zu deponieren.

Ablauf

Nach Erkennen des Notfalls wird der Patient möglichst rasch in den für Notfälle vorgesehenen Behandlungsraum gebracht bzw. – wenn notwendig – beginnt die Reanimation unverzüglich an Ort und Stelle.

1. Zur Reanimation wird der Patient auf einer harten Unterlage gebettet (wenn nicht anders möglich, auf den Boden, evtl. auch im Warteraum).

2. Danach erfolgt die Alarmierung des Notarztsystems (idealerweise durch die zweite Hilfskraft, sonst durch weitere verfügbare Personen).

3. In der Zwischenzeit sollte die zweite Hilfskraft oder eine andere kompetente Person den Warteraum von Patienten räumen.

4. Eine Hilfskraft organisiert unterdessen das Notfall-Equipment: Beatmungsbeutel, Sauerstoff, Pulsoxymeter, EKG und Defibrillator (soweit vorhanden), Notfallkoffer mit venösem Zugang, Larynxmaske, Medikamente usw.

Als weitere Schritte werden durchgeführt:

- O_2-Inhalation
- EKG (so vorhanden)
- Defibrillatorvorbereitung
- Infusionsvorbereitung und Medikamentenvorbereitung

BLS (= Herzmassage und Beatmung) wird bei vorhandenem Equipment (Monitoring, Defibrillation, Medikation) bis zum Eintreffen des Notarztes weitergeführt (siehe Algorithmus auf Seite 41).

Die weitere Betreuung (Analgesie, Diurese, Sedierung, …) hängt von den personellen und räumlichen Ressourcen ab, ebenso auch von der Kompetenz der handelnden Personen.

Um optimal auf ein solches Ereignis vorbereitet zu sein, ist daher ein regelmäßiges Notfalltraining mit dem Praxisteam notwendig.

Der Notfall in der Arztpraxis

Akuter Thoraxschmerz

Plötzlich auftretende Schmerzen im Thorax können vielerlei Ursachen haben und sind häufig Grund für die Alarmierung. Rasche Hilfe tut jedenfalls not, sei es, um bei gefährlichen Verläufen kurzfristig intervenieren oder in harmloseren Fällen den verängstigten Patienten beruhigen zu können. (Auch als Alarmierter möchte man ja schnell Gewissheit haben.) Ca. 30 % aller Notarzteinsätze werden durch das Leitsymptom „Akuter Thoraxschmerz" ausgelöst.

Mögliche Ursachen:

- Akutes Coronar-Syndrom (ACS)
- Angina-pectoris-Anfall
- Myokardinfarkt (STEMI = ST elevating myocardial infarction bzw. Non-STEMI)
- Pulmonalarterienembolie
- Aneurysma der Aorta
- Pneumothorax
- Skeletale und neurologische Ursachen
- Disco-, Radikulopathien; st. p. Thoraxtrauma, Herpes Zoster

	MCI	PAE	Aneurysma dissecans
Anamnese	vorangegangene AP-Symptomatik, Auftreten nach psychischer oder physischer Anstrengung	Status post Bettlägrigkeit, Thrombose, OP	meist plötzliches, unerwartetes Auftreten
Symptomatik	Lang anhaltender Thoraxschmerz, eventuell mit Ausstrahlung, Todesangst, vagale Reaktion	Plötzliche stechende Schmerzen v.a. bei Inspiration, Dyspnoe, Tachypnoe, Tachykardie, Zyanose, Hypotonie, gestauten Halsvenen, Hämoptoe	Massive zerreißende/schneidende „wandernde" Schmerzen mit Ausstrahlung in Rücken (Beine und Nacken), eventuell Puls/RR-Differenz zwischen beiden Armen (Typ A)

Indizien für ein **akutes coronares Syndrom (ACS)** sind anhaltende, massive, Todesangst auslösende Schmerzen, die in Hals, Unterkiefer, linke Schulter, Rücken, Thorax und Abdomen ausstrahlen können.

Eine **Pulmonalembolie** kann präklinisch ohne 12-Kanal-EKG kaum vom ACI unterschieden werden, die Erstmaßnahmen entsprechen anfangs jenen des ACS.

Koronare Durchblutungsstörungen beruhen auf Stenosen der Koronararterien, die die Blutversorgung einzelner Myokardabschnitte teilweise oder vollkommen unterbrechen. Bestehende Stenosen können durch Koronarspasmen oder Plaquerupturen mit folgender Thrombosierung zum teilweisen oder kompletten Verschluss einer Arterie führen.

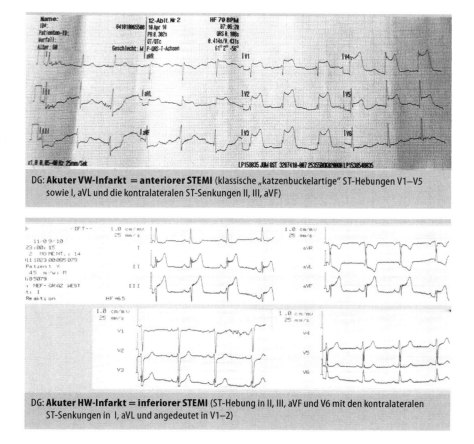

DG: **Akuter VW-Infarkt = anteriorer STEMI** (klassische „katzenbuckelartige" ST-Hebungen V1–V5 sowie I, aVL und die kontralateralen ST-Senkungen II, III, aVF)

DG: **Akuter HW-Infarkt = inferiorer STEMI** (ST-Hebung in II, III, aVF und V6 mit den kontralateralen ST-Senkungen in I, aVL und angedeutet in V1–2)

Akuter Thoraxschmerz

Abhängig von der Größe und Lokalisation der Ischämieregion im Herzmuskel und eventueller Vorschädigungen desselben kann sich die Symptomatik von leichter Einschränkung der Pumpfunktion bis zum Herz-Kreislauf-Versagen darstellen.

Pulmonalembolie (PAE)

Die akute PAE ist die Einschwemmung thrombotischen Materials, meist auf dem Boden einer Thrombose der tiefen Bein- und Beckenvenen, das durch verschiedene Vorgänge (morgendliches Aufstehen, Defäkation, plötzliche körperliche Anstrengung, postoperativ etc.) abgelöst wird und in die pulmonale Strombahn gelangt. Die Folge sind sowohl eine kombinierte Gasaustauschstörung durch die Nicht-Perfusion des befallenen Lungenabschnitts als auch die Ausbildung eines pulmonalen Shunts durch die „Hyperperfusion" der Restlunge. Aus kardialer Sicht erfolgen eine plötzliche Rechtsherzbelastung durch akute Querschnittsverminderung und ein relativer Volumenmangel im linken Herzanteil mit Ausbildung eines schweren Schocks. Dieser Vorgang verläuft häufig schubförmig. Eine beweisende präklinische Diagnostik ist nicht möglich, weshalb die PAE oft nicht erkannt oder fehldiagnostiziert wird. Aus diesem Grund ist die Anamnese bezüglich vorangegangener Bettlägrigkeit, Operationen etc. und Risikofaktoren (Malignome, Antibabypille, Nikotinabusus, Adipositas, Schwangerschaft etc.) von großer Bedeutung. Typischerweise ist die rechte Arteria pulmonalis betroffen und nicht selten kommt es zu einem fulminanten Verlauf bis hin zum kardiogenen Schock. Kleinere Lungenembolien hingegen bleiben meist asymptomatisch.

Symptomatik

Bei ausgeprägter PAE leidet der Patient an akuter Atemnot, begleitet von atemabhängigen Schmerzen im Thorax (meist eher rechtsseitig) und je nach Ausprägung an Zeichen des kardiogenen Schocks. Die Suche nach Thrombosezeichen sollte nicht außer Acht gelassen werden, da nur ca. ¼ aller TVT vor Auftreten der Embolie symptomatisch werden.

Diagnostik

Falls ein portables EKG zur Verfügung stehen sollte, kann in ca. 50 % ein Hinweis auf eine akute Rechtsherzbelastung gefunden werden, wie SI-QIII-Typ oder SI-SII-SIII-Typ als Lagetyp, eine p-pulmonale oder eine R/S-Umschlag-Verschiebung nach links. Von großem Vorteil wäre der Vergleich zu einem früheren EKG, was in der Praxis aber nur selten möglich ist.

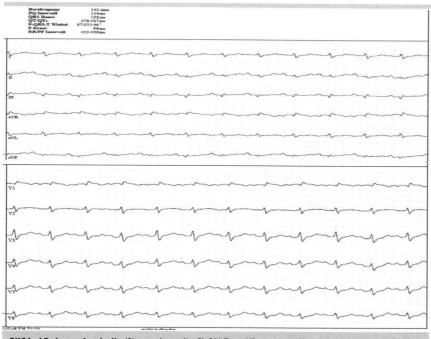

EKG bei Pulmonalembolie (Sinustachycardie, SI-QIII-Typ, aVR vorwiegend positiv, angedeuteter RSB, deutliche p-Welle in II, periphere Niedervoltage infolge Schock)

Diagnostik und Erstversorgung

Nach Eintreffen erfolgt eine Anamneseerhebung, wesentlich für die weitere Versorgung ist die Dauer der Beschwerden. So nicht schon erfolgt, ist unverzüglich notärztliche Unterstützung anzufordern!

Sollte der Patient nicht schon selbst die günstigste halbsitzende Lagerung (Oberkörper 45–60° aufgerichtet) eingenommen haben, wird er dazu veranlasst, jegliche körperliche Belastung muss unbedingt vermieden werden! Möglichst kurzfristig sollte die Fingerpulsoxymetrie zur groben Orientierung über die Puls-, Atem- und Kreislaufsituation durchgeführt und O_2 über eine

Akuter Thoraxschmerz

Nasenbrille oder Maske mit 4–6 l/min angeboten werden. (Die Fingerpuls-oxymeter können bei Zentralisation bzw. lackierten Fingernägeln keine oder falsche Werte angeben!)

Dann erst erfolgt die weitere Diagnostik:

Monitoring: RR messen, RR-Gerät angelegt lassen, EKG (Notfallgeräte zur Rhythmusdiagnostik).

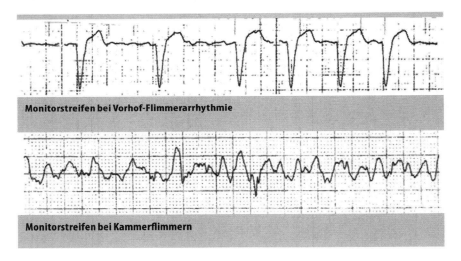

Monitorstreifen bei Vorhof-Flimmerarrhythmie

Monitorstreifen bei Kammerflimmern

Bei Schock, Bewusstlosigkeit oder zweifelhaftem Allgemeinzustand den halb-automatischen Defi anschließen und diesen analysieren lassen. Stehen Rettungssanitäter mit der RTW-Ausrüstung zur Verfügung, wird die Diagnostik entsprechend deren Ausstattung erweitert (12-Kanal-EKG).

Bei Herz-Kreislauf-Stillstand ohne Verzögerung als Alleinhelfer BLS entsprechend den Richtlinien einleiten, bei entsprechender Unterstützung können die Maßnahmen erweitert werden (ALS).

Therapie

Bei RR > 120: 2 Hübe Nitrolingual verabreichen, venösen Zugang legen, bei klarem Bewusstsein 1 g ASS oder 8 Tabl. Clopidogrel 75 oral verabreichen. (Niedergelassenen Ärzten stehen selten entsprechende i.v. Medikamente zur Verfügung.)

Bei starken Schmerzen und Angstgefühlen Analgosedierung mit Diazepam 5 mg + Fentanyl 0,1–0,2 mg i.v.

Für die generelle präklinische β-Blocker-Gabe gibt es keine Empfehlung, die Indikation wird dem erfahrenen Notarzt überlassen werden.

Um notärztliche oder klinische Maßnahmen nicht zu präjudizieren, dürfen keine i.m. Injektionen bzw. Heparine verabreicht werden. Die Anwendung von neuen Antikoagulantien oder Lyse ist dem Notarzt in Rücksprache mit der Herzkatheterabteilung vorbehalten. Im Verlauf der Übergabe an das Notarztteam ist eine genaue Protokollierung der getroffenen Maßnahmen notwendig.

Diese Maßnahmen belasten auch nicht die Prognose einer nicht erkannten PAE.

Ab dem Zeitpunkt des Koronargefäßverschlusses gehen unwiederbringlich Herzmuskelzellen zugrunde, nach ca. 3 Stunden sind diese im Ischämiegebiet verloren.

Da jedes Transporthindernis eine Verzögerung der klinischen myokardrettenden Interventionen bedeutet, sollen Angehörige veranlasst werden, den Transportweg für den Patienten freizuräumen (z.B. Schuhkästen im Vorraum, Kinderwägen, Kakteen im Stiegenhaus …).

Aneurysma dissecans der Aorta

Ein Aneurysma dissecans ist eine durch einen Intimaeinriss in einer Arterie ausgelöste Wühlblutung zwischen Intima und Media – je nach Lokalisation und Ausmaß des daraus folgenden Gefäßverschlusses treten peripher davon entsprechende Minderperfusionssymptome auf. Akut lebensbedrohend sind diese Einrisse in der Aorta.

Risikofaktoren sind fortgeschrittenes Alter, männliches Geschlecht, Hypertonie, Arteriosklerose sowie auch für jüngere Personen belastend das Ehlers-Dahnlos-Syndrom und das Marfan-Syndrom.

Symptomatik

Ist die Aorta ascendens betroffen (ca. 2/3 der Fälle – Typ Stanford A), treten akut reißende Schmerzen retrosternal auf, die Komplikationen können eine

Herzbeuteltamponade, Koronararterienverschluss, apoplektische Insulte durch Art.-Brachiocephalicus- oder Art.-Carotis-communis-Verschluss sein.

Bei einem dissezierenden Aneurysma der Aorta descendens (ca. 1/3 der Fälle – Typ Stanford B) verspürt der Patient die massiven Schmerzen eher in den Rücken und ins Abdomen ausstrahlend.

Diagnostik und Erstversorgung

Aus der Anamnese begründet sich der Verdacht. RR-Messung an beiden Armen kann deutlich unterschiedliche Werte ergeben, sonst stehen dem Erstversorger keine beweisenden Indizien zur Verfügung.

Nach Immobilisierung muss dringendster Transport – möglichst mit Hubschrauber – in eine gefäßchirurgische Abteilung organisiert werden. Der erstversorgende Arzt soll einen venösen Zugang schaffen, bei RR > 110 den Blutdruck möglichst mit i.v. β-Blockern senken. Bei Bewusstlosigkeit Lagerung in stabiler Seitenlage, O_2 über Maske bzw. wenn möglich Larynxmaske einsetzen.

(Spannungs-)Pneumothorax

Symptomatik

Akuter Thoraxschmerz kann auch durch das Eindringen von Luft in den Pleuraspalt ausgelöst werden. Diese Schmerzen treten plötzlich auf, sind eher dumpf, atemabhängig und werden von mehr oder weniger Atemnot begleitet. Ein Spannungspneu entsteht durch eine Ventilfunktion des Lecks in der Lunge und führt durch zunehmende Kompression eines Lungenflügels und durch Verschiebung des Mediastinums zur raschen Verschlechterung des Allgemeinzustandes.

Auslöser können starker Husten oder ein Thoraxtrauma sein, die Beschwerden können aber auch spontan unergründbar auftreten.

Diagnostik und Erstversorgung

Bei der Auskultation findet man ein einseitig abgeschwächtes bis fehlendes Atemgeräusch, perkutorisch jedoch tympanitischen Klopfschall. Auffallen kann eventuell eine obere Einflussstauung mit geschwollenen Halsvenen.

Bei stabiler Atem- und Kreislaufsituation den Patienten kurzfristig mit ärztlicher Begleitung ins nächste Krankenhaus bringen, bei zunehmender Verschlechterung des Allgemeinzustands besteht der Verdacht auf einen Spannungspneu. In letzterer Situation muss dieser „entlastet", d.h. die Luft zwischen Pleura visceralis und parietalis abgelassen werden.

Notfallmäßige Entlastung eines Spannungspneumothorax bei vitaler Indikation

Auf der betroffenen Seite im 5. ICR in der vorderen Axillarlinie am Oberrand der 6. Rippe wird der Pleuraraum mit einer möglichst großlumigen Venenverweilkanüle punktiert und die Luft abgelassen. Die Kanüle wird dann fixiert.

Der Schock

Definition

Schock bedeutet eine generelle Minderperfusion des Gewebes mit Kumulation von giftigen Stoffwechselprodukten, welche die Selbstrehabilitation des Körpers überfordert und in einem Teufelskreis ohne fremde Hilfe zum Multiorganversagen und zum Tod führt.

Gemeinsame typische Zeichen eines Schockzustandes sind Blutdruckabfall und Pulsbeschleunigung (Ausnahme: kardiogener Schock aufgrund von extremer Bradykardie, z.B. Kammerersatzrhythmus). Ein grober Anhaltspunkt ist der „Schockindex": RR syst./Puls, ein Quotient größer als 1 gilt als Schockzeichen. Man muss jedoch einschränken, dass in der Frühphase des Schocks durch endogene Sympathikusstimulation der Blutdruck noch hochgehalten wird, womit der primäre Schockindex noch nicht zeichnet. Kommt es jedoch konsekutiv zum Absinken des RR (< 100 mmHg syst.) und zusätzlich zu neurologischen und psychischen Symptomen (desorientiert, Schmerz-Unempfindlichkeit, Dissimulation, Unruhe), gelten diese als Alarmsignal für einen Schock und sollten nicht mit anderen Krankheitsbildern verwechselt werden. Die Diagnose Schock kann praktisch nur klinisch gestellt werden: Das klassische Bild ist die blasse, kaltschweißige, marmorierte Haut durch Zentralisation.

Der Schock kann anfangs durch körpereigene Mechanismen kompensiert werden und wird oft unterschätzt, was bei entsprechendem Verdacht eine genaue Beobachtung und Verlaufskontrolle des Verletzten/Schwerkranken unerlässlich macht.

Die Therapie zielt auf die Beherrschung der Grunderkrankung und deren Symptome ab:

Als Alleinversorger soll man unmittelbar eine Unterstützung durch das Notarztsystem anfordern, dann jedenfalls venösen Zugang mit möglichst großvolumigen Venenkathetern legen, O_2-Inhalation anbieten, den Patienten entsprechend lagern (siehe Kapitel Lagerungen, Seite 46) und für ein ruhiges Umfeld sorgen.

Vielfältige Ursachen kommen in Frage:

Kardiogener Schock
(durch Pumpfunktionsverlust des Herzens)

Ausgelöst durch

- Myokardinfarkt,
- Myokarditis,
- Pulmonalarterienembolie, Herzklappenprolaps, Herzbeuteltamponade.

Beim reinen Vorwärtsversagen bietet der Patient das klinische Bild des Schocks, aber (noch) keine Zeichen der Lungenstauung.

Kommt es auch zum Rückwärtsversagen, ist das typische Symptom ein Lungenödem. Die Diagnostik entspricht dem Notfallcheck: Überprüfung der Vitalfunktionen, RR-Kontrolle und das Anlegen eines EKG, nach Möglichkeit 12-Kanal-EKG.

Therapie

Die Prognose des kardiogenen Schocks ist nach wie vor äußerst schlecht und erfordert im Regelfall hochinvasive intensivmedizinische Maßnahmen (PCI, Ballonpumpe, Katecholamintherapie), die großteils nur innerklinisch verfügbar sind. Womit bei diesen Patienten auf jeden Fall Transportpriorität besteht.

Maßnahmen vor Ort sind demnach sehr eingeschränkt und nur dann zielführend, wenn ein Transport nicht verzögert wird. Beim reinen Rückwärtsversagen (Lungenödem) sollte das Herz entlastet werden, d.h. Lagerung mit angehobenem Oberkörper, eventuell Diurese forcieren (Furosemid 40–80 mg i.v.), Analgosedierung (z.B. Fentanyl 2 ml fraktioniert i.v.), 100 % O_2-Inhalation über eine Nasensonde.

Beim Vorwärtsversagen kann unter kontinuierlicher Blutdruckkontrolle der Versuch einer Volumen-Challenge (250 ml Voluven) gestartet werden. Bei sehr langem Transportweg (> 90 min vom Beginn der Symptomatik bis ins KH) und gesicherter Infarktdiagnose (= STEMI) ist die präklinische Lyse durch den Notarzt in Erwägung zu ziehen. Bei Bewusstlosigkeit sind die Atemwege während des Transportes zu sichern, bei Atemstillstand die Beatmung über Larynxtubus bzw. Gesichtsmaske und bei bereits bestehendem Herz-Kreislauf-Stillstand die entsprechenden Reanimationsmaßnahmen durchzuführen.

Hypovolämischer Schock

Entsteht durch traumabedingten Blutverlust, Exsikkose, Diarrhoe, Aneurysmaruptur …

Diagnostik

Genaue Anamnese erheben, Verletzungsmuster bewerten, um das Ausmaß abschätzen zu können, mittels Notfallcheck den aktuellen Status erheben.

Therapie

Die Erstmaßnahme bei Blutungen besteht selbstverständlich darin, diese möglichst rasch zu stillen (siehe Kapitel Blutstillung, Seite 30). Das Ziel der Schocktherapie ist es, eine Normovolämie wiederherzustellen. Die schnellste Akutmaßnahme ist die „Schocklagerung" mit angehobenen Beinen. Bestehen präklinisch unstillbare Blutungen (innere Verletzungen, gastrointestinale Blutungen), besteht aufgrund der Behandlungsunmöglichkeit wiederum Transportpriorität. Das Legen großvolumiger Venenkanülen erleichtert auch die Weiterversorgung im KH. Diese Patienten benötigen auf jeden Fall Flüssigkeitsersatz, dieser soll derart verabreicht werden, dass ein niedrignormaler Blutdruck erreicht wird. Blutdruckwerte von 80 mmHg systolisch sind für die (meist jungen) Unfallopfer ausreichend und reduzieren auch den Verlust von Blut und Plasma aus den Wunden (= permissive Hypotension). Die Frage nach dem „besten" Volumenersatz ist umstritten, isotone Lösungen sind praktisch ohne größere Nebenwirkungen, sind aber auch dementsprechend weniger wirksam. Kolloidale Lösungen sind in der Volumenwirkung besser, können aber auch Nebenwirkungen in Form allergischer Reaktionen auslösen. Bekannterweise begünstigt ein schwerer Schock eine Unterkühlung, was infolge der reduzierten Produktion von Gerinnungsfaktoren durch die Leber die Blutung verstärkt. Aus diesem Grund sollte der Patient vor Auskühlung geschützt werden.

Anaphylaktischer Schock

Dieser wird durch eine allergische IGE-Typ-1-Reaktion mit massiver Histamin-, Zytokin-, Leukotrienfreisetzung vermittelt. Diese Reaktion kann in Sekunden bis Stunden ablaufen, je nach individueller allergischer Disposition des Patienten, daher ist eine Überwachung des Patienten auch nach kurzfristig erfolgreicher Therapie unerlässlich. Auslöser können Nahrungsmittel (v.a. Nüsse, Meeresfrüchte), Medikamente (Kontrastmittel, Penicillin …), Kosmetika, Insektengifte, Tierhaare usw. sein. Häufig ist den Betroffenen der Auslösemechanismus bekannt.

Es sind verschiedene Ausprägungen möglich:

- lokal begrenzte Hautreaktion mit Juckreiz,
- leichte Allgemeinreaktion (Flush, Urtikaria), Schleimhautreaktionen, Allgemeinreaktion (Unruhe, Kopfschmerz), Kreislaufdysregulation, Luftnot, Stuhl- und Urindrang,
- Bronchospasmus, Dyspnoe, Bewusstseinseintrübung, Atem- und Kreislaufstillstand.

Therapie

Die Therapie richtet sich nach der Symptomatik.

Bei Hautreaktionen: oral Glucocoricoid (z.B. Betnesol-Brause) + Antihistaminikum.

Bei Allgemeinreaktionen: H1- und H2-Antagonisten (Fenistil 1 Amp.) + Prednisolon (Solu Dacortin 250 mg i.v.).

Bei Bronchospasmus: H1- und H2-Antagonisten (Fenistil 1 Amp. 4 ml + Ulsal 5 ml) + Prednisolon (Solu Dacortin 250 mg i.v.) + β2-Mimetika (z.B. Sultanol) zur Inhalation.

Bei Kreislaufdysregulation: H1- und H2-Antagonisten (Fenistil + Ulsal) + Prednisolon (Solu Dacortin 250 mg i.v.), kristalloider Volumenersatz, zusätzlich Adrenalin 0,01–0,03 mg i.v. (L-Adrenalin „Fresenius" spritzfertig 2,0 mg/20 ml Amp., entspricht einer Verdünnung von 1:10 000) – davon 1 ml nochmals 1:10 verdünnen und ml-weise unter EKG-Monitoring titrieren, bei fehlendem Venenzugang intramuskulär (0,5 mg) oder über eine MAD-Nasensonde verabreichen.

Im Falle des Herz-Kreislauf-Stillstandes sind unverzüglich Reanimationsmaßnahmen nach den aktuell gültigen Richtlinien einzuleiten. Dazu kann auch Kortison- und Volumengabe als Begleittherapie von Vorteil sein.

Toxischer, septischer Schock

Ein septischer/toxischer Schock ist außerhalb des Krankenhauses eher selten, kann aber trotzdem vorkommen. Auslöser sind meist Infekte größerer Hohlorgane wie Peritoneum, Nierenbecken, großer Gelenke, septischer Abort, Pyometra, nekrotisierende Fasciitis usw. Diese Schockform ist durch eine akute Gefäßerweiterung gekennzeichnet, was zum massiven Blutdruckabfall und durch Erhöhung der Gefäßpermeabilität zum Volumenmangel führt. Zusätzlich kommt es zu Gerinnungsstörungen und direkter toxischer Schädigung von Organen.

Therapie

Die therapeutischen Möglichkeiten beschränken sich für den Ersthelfer auf O_2-Gabe, das Legen von Venenzugängen und Volumengabe. Der Selbstschutz soll bei infektiösen Auslösern nicht übersehen werden (Meningitis!).

Der neurogen-spinale Schock

Ein neurogen-spinaler Schock wird durch zerebrale und spinale Schäden (Querschnittssyndrom) ausgelöst, die zum Tonusverlust der glatten Gefäßmuskulatur und zum Fehlen der sympathikotonen Regulationsmechanismen in den abhängigen Körperregionen führen, wodurch es zum Versacken des Blutes und Austritt aus den Kapillaren mit Volumenmangel kommt. Diese Blutdruckdysregulation tritt häufig im Rahmen des Transports bzw. bei Umlagerungsmanövern auf.

Bei Verletzungen des Nervensystems ist eine genaue Anamnese und Statuierung unerlässlich, einerseits aus forensischen Gründen, aber auch, um geeignete Lagerungsmaßnahmen durchführen zu können. Ein Umlagern ist unter größtmöglicher Schonung der WS durchzuführen, alleine oft nicht möglich. Weitere Maßnahmen sind auch hier O_2-Inhalation und Sorge für venösen Zugang zu tragen. Bedingt durch den zugrunde liegenden pathophysiologischen Mechanismus benötigen diese Patienten in Abhängigkeit von der Verletzungshöhe immer Volumengabe, aber auch kardiovaskulär stimulierende Medikamente: Atropin bei Bradykardie, Vasokonstriktoren (z.B. Ephedrin) bei niedrigem Blutdruck.

Der Schock ist ein lebensbedrohliches Zustandsbild und eine Herausforderung für die präklinische Notfallmedizin. Bei adäquatem Management und zeitgerechter Beherrschung der auslösenden Ursache bzw. adäquater, dem pathophysiologischen Mechanismus entsprechender Therapie sollte der Schock reversibel sein.

Blutstillung

Einleitung

Starke Blutungen können innerhalb kürzester Zeit zu einem erheblichen Blutverlust mit der Gefahr der Hypovolämie und in weiterer Folge des hypovolämen Schocks führen. Man spricht von einer starken Blutung, wenn das Blut ohne Eingriff von außen aus der Wunde spritzt oder im Schwall austritt.

Blutungen aus arteriellen Gefäßen sind dabei an ihrer pulssynchronen Zu- und Abnahme beziehungsweise am Spritzen zu erkennen. Bei scharfem Trauma verläuft die Verletzung von außen nach innen, die Blutung aus arteriellen Gefäßen ist in diesem Fall üblicherweise anfangs nicht besonders stark, da sich bei vollständiger Durchtrennung das Gefäßlumen durch „Zusammenrollen" selbst verschließt. Erst nach einiger Latenzzeit verstärkt sich die Blutung. Bei stumpfer Verletzung der Arterie verläuft dagegen die Verletzung von innen nach außen. Die Quetschung einer Arterie führt zuerst zum Einriss der Intima mit der Folge peripherer Durchblutungsstörungen. Es kommt erst zu einer traumatisch bedingten Gefäßwandthrombose, wenn auch die Media geschädigt wurde. Eine totale Zerquetschung der Arterie führt immer zur arteriellen Thrombose und zu einer peripheren Ischämie. Mitunter ist keine Blutung nach außen sichtbar.

Venöse Blutungen kommen deutlich häufiger vor als arterielle. Sie führen trotz ihrer unspektakulären Erscheinung (Rinnen, selten schwallartige Blutung) durch ihre Dauer oft zu einem höheren Blutverlust als arterielle Blutungen, da sich das venöse Gefäß aufgrund weitgehend fehlender Muskulatur und Elastizität nicht von selbst verschließen kann. Es kommt zu kontinuierlichem Blutaustritt. Patienten können auch durch Blutungen aus relativ kleinen Venen einen hypovolämen Schock erleiden (z.B. Durchtrennung der Venen in der Cubita in suizidaler Absicht).

Ab einem Blutverlust von 10 bis 20 % des Gesamtblutvolumens kann von akuter Schockgefahr ausgegangen werden, bei einem erwachsenen Menschen also ab ungefähr 500–1000 ml. Dabei kann als Faustregel angenommen werden, dass Blutungen nach außen meist in ihrer Ausdehnung überschätzt und übertherapiert und Blutungen nach innen eher unterschätzt werden. Blutungen nach innen in die großen Körperhöhlen sind in ihrem Ausmaß beinahe unbegrenzt, auch der (fallweise beträchtliche) Blutverlust, der bei massiven Weichteilverletzungen nach innen auftritt (und erst spät als Hämatom sichtbar wird), kann nur sehr schwer abgeschätzt werden.

Sofern der Patient kommunikationsfähig ist, sollte eine eventuelle Medikation mit blutgerinnungshemmenden Medikamenten, wie oralen Antikoagulantien oder ASS-ähnlichen Substanzen, erfragt werden, um auf eventuelle Komplikationen, wie eine verlängerte Blutungszeit oder ein erneutes Bluten nach bereits erfolgtem Sistieren, vorbereitet zu sein.

Erstmaßnahmen

- Gleichzeitig mit dem Erfragen der Anamnese soll versucht werden, die Blutung mittels manueller Maßnahmen zum Stillstand zu bringen (siehe unten).

- Der Patient ist flach, eventuell mit erhöhten Beinen zu lagern. Durch diese Maßnahmen soll der venöse Rückstrom zum Rumpf gefördert werden.

- Die Volumentherapie des traumatisierten Patienten sollte angepasst an das Ausmaß des Volumenverlustes erfolgen. Ist der Blutverlust gering und besteht keine Schockgefahr, reichen kristalloide Lösungen aus (z.B. Vollelektrolytlösung 500–1000 ml). Dieses kristalloide Volumen verlässt das Gefäßsystem zwar bald in Richtung Interstitium, gibt dem Körper aber zumindest die verlorene Flüssigkeitsmenge zurück.

- Ist der Blutverlust stark ausgeprägt, werden kristalloide und kolloidale Infusionslösungen im Verhältnis 1:1 kombiniert. Die Kolloide binden durch ihre Struktur (meist aus Stärkemolekülen oder Dextranen) freie Flüssigkeit und verlassen das Gefäßsystem bei intakter Kapillarschranke nicht. Derart kann das intravasale Volumen für längere Dauer ersetzt und ein hypovolämer Schock hintangehalten werden. Es sind dafür mehrere großlumige Venenzugänge anzulegen, wenn dies ohne Zeitverzögerung möglich ist.

> **MERKE:** Die Therapie der Blutung ist die schnellstmögliche Blutstillung, was meist den raschesten Transport ins Krankenhaus (Chirurgie) erfordert.

Blutstillung

Eine Verzögerung des Transportes durch das Anlegen z.B. mehrerer Zugänge bzw. die massive Infusionstherapie ist obsolet.

Auch die weitere Therapie zielt auf die Verhinderung eines Schocks ab. Unterstützende Maßnahmen sind der Schutz vor Unterkühlung, Frischluftzufuhr und Sauerstoffgabe bei Verfügbarkeit.

Wie sehen die oben angeführten manuellen Maßnahmen zur Blutstillung nun aus? Diese wesentlichen und einfachen Techniken sollten beherrscht werden, da ohne sie jegliche weitere Therapie überflüssig wird.

Blutstillung durch Fingerdruck

Der betroffene Körperteil wird nach Möglichkeit hochgehalten. Die Wunde wird nach Anziehen von Einmalhandschuhen mit keimfreiem Material bedeckt und dieses aufgepresst. Mit dieser Methode lassen sich die meisten Blutungen stillen, allerdings ist sie für den Patienten schmerzhaft und für die Helfer personalintensiv. Falls die Blutung nicht anders stillbar ist, wird am besten eine Hilfsperson angewiesen, die den einmal angelegten Verband übernimmt.

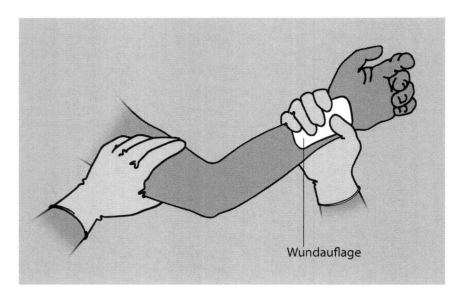

Wundauflage

Blutstillung durch Abdrücken

Beim Abdrücken wird die Blutung dadurch zum Stillstand gebracht, dass die zur Wunde führende Arterie an der dafür geeigneten Stelle gegen den darunter liegenden Knochen gedrückt wird. Auf diese Weise wird die Blutzufuhr zur Blutungsstelle unterbrochen. Die Abdrückstellen befinden sich für die obere Extremität an der Innenseite des Oberarmes zwischen den Musculi biceps und triceps und für das Bein in der Leistenbeuge. Da hier die Arterie allerdings sehr tief liegt, muss in der Regel mit der ganzen Faust komprimiert werden, um die Blutzufuhr zum Bein zu unterbrechen.

Blutstillung mittels Druckverband

Ein Druckverband besteht aus einer sterilen Wundauflage, einem saugfähigen Druckkörper, der über der Wunde platziert wird, und dem Fixationsmaterial. Der Druckkörper sollte größer als die Wunde sein. Er wird nach Abdecken der Wundfläche auf der Wundauflage fixiert. Sollte die Blutung trotz des ersten Druckverbandes weiterbluten, wird ein zweiter saugfähiger Druckkörper über den bereits angelegten Druckverband gelegt und nochmals kräftig fixiert. Bei korrekter Anlage ist so nahezu jede Blutung aus einer Extremität zum Stillstand zu bringen (Abbildung siehe nächste Seite).

Blutstillung

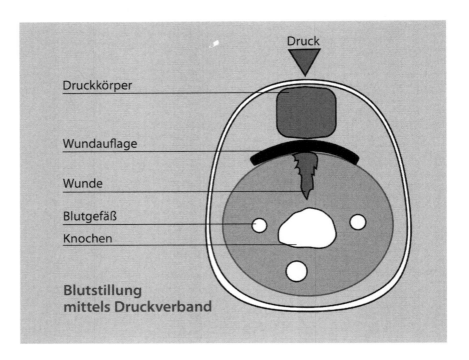

Abbinden nur bei Blutung aus Extremitäten-, (Teil-)Amputationsverletzungen mit RR-Manschette > 250 mmHg.

Halbautomatischer Defibrillator & Basic Life Support

Halbautomatischer Defibrillator

Allgemeines

In der Situation eines plötzlichen Kreislaufstillstandes gibt die sogenannte „chain of survival" hilfreiche Anhaltspunkte, wie ein sinnvolles Vorgehen ablaufen kann:

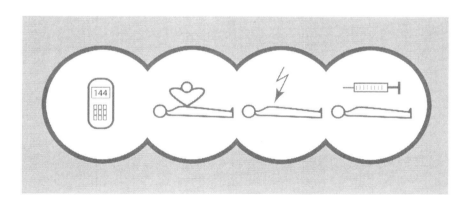

Der Allgemeinmediziner kommt im Wesentlichen mit den ersten drei Gliedern der Kette, der frühzeitigen Alarmierung weiterer qualifizierter Hilfe, der frühzeitigen Reanimation und der Defibrillation, in Berührung, während der „Advanced Cardiac Life Support" und die Stabilisierung nach dem „ROSC" (Return Of Spontaneous Circulation, dem erfolgtem Wiedereinsetzen eines Spontankreislaufes) eher in den Aufgabenbereich des organisierten Rettungs- und Notarztdienstes fällt, da nur hier die notwendigen Gerätschaften (externer Schrittmacher, Perfusoren, Kapnometrie usw.) vorhanden sind.

Die (halbautomatische) Defibrillation ist integraler Bestandteil der Herz-Lungen-Wiederbelebung geworden. Nur durch eine möglichst frühzeitige Defibrillation kann der elektrisch ungeordnete Zustand eines Kammerflimmerns wieder in einen organisierten Rhythmus verwandelt werden. Trotz des Ziels der Umwandlung eines Kammerflimmerns in einen perfundierenden Rhythmus kann es nach einer erfolgreichen Defibrillation zum Auftreten einer Asystolie kommen. Dies geschieht, wenn das Flimmern beendet wurde, aber kein Schrittmacherzentrum mit der Erregungsbildung beginnt. Auch in diesem Fall gilt die Defibrillation als erfolgreich, da das Kammerflimmern beendet wurde. Die sofort nach dem Schock durchzuführende Herzdruckmassage ersetzt den Kreislauf, bis dieser wieder einsetzt.

Die Notwendigkeit eines möglichst frühen Einsatzes elektrischer Therapie im Kreislaufstillstand zeigt die Tatsache, dass pro verstrichener Minute die Wahrscheinlichkeit, einen organisierten Rhythmus erfolgreich wiederherzustellen, um ungefähr 10 % sinkt. Nachdem der Rettungsdienst ab dem Zeitpunkt der Alarmierung aber außer in glücklichen Ausnahmefällen selbst in Ballungszentren 5 bis 10 Minuten bis zum Eintreffen am Ort des Geschehens benötigt, wird die Wichtigkeit des Einsatzes eines Defibrillators durch eine möglichst große Anzahl von Personen, insbesondere auch niedergelassene Ärzte, verständlich.

Es haben sich heute weitgehend Geräte mit biphasischer Schockabgabe durchgesetzt, da mit dem Wechsel der Stromrichtung während der Defibrillation höhere Konversionsraten von Kammerflimmern erzeugt werden konnten. Trotzdem können monophasische Geräte weiterhin bedenkenlos verwendet werden, sie sind zur Neuanschaffung allerdings kaum mehr erhältlich.

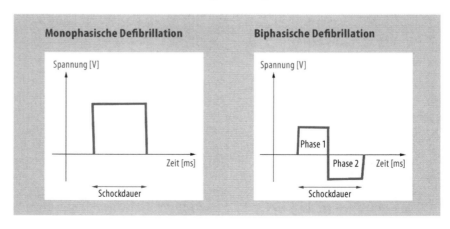

Prinzipiell ist bei Bestehen eines Kammerflimmerns sofort eine Defibrillation durchzuführen. Es hat sich jedoch gezeigt, dass bei länger bestehendem Kammerflimmern die Hypoxie eine erfolgreiche Defibrillation verhindert. Es sollte also bei „nicht beobachteten" Herz-Kreislauf-Stillständen auch bei Vorliegen von Kammerflimmern zuerst reanimiert und ausreichend oxygeniert werden, um die Defibrillations-Chancen zu verbessern.

In den ERC-Richtlinien 2005 wurden die Empfehlungen betreffend der Anzahl der hintereinander abzugebenden Schocks geändert. Wurde früher mit 3-Schock-Sequenzen reanimiert, werden heute nur mehr einzelne Schocks empfohlen, um eine möglichst kontinuierliche Herzdruckmassage zu gewährleisten. Nach abgegebenem Schock folgt die unmittelbare Fortsetzung der Herzdruckmassage.

Blinde Defibrillationen, also jene, bei denen unter Unkenntnis des aktuellen Rhythmus geschockt wird, sind weder empfohlen noch erforderlich.

Der präkordiale Faustschlag

Wird ein Kammerflimmern am monitorisierten Patienten entdeckt, kann es eventuell in den ersten 10 Sekunden nach Beginn des Kammerflimmerns durch einen präkordialen Faustschlag terminiert werden. Hierzu schlägt man kurz und kräftig mit der geballten Faust aus ungefähr 20–30 cm Höhe auf die untere Hälfte des Brustbeins. Dieses Manöver wird in der Hoffnung, dass die mechanische Energie der Faust am Herzen einen elektrischen Impuls – ähnlich einer Defibrillation – auslöst, durchgeführt.

Der präkordiale Faustschlag wird nur empfohlen, wenn der Beginn des Kammerflimmerns am Monitor beobachtet wurde. Zu einem späteren Zeitpunkt sind die Erfolgsaussichten schlecht und die dadurch entstehende Zeitverzögerung nicht mehr zu rechtfertigen.

Nicht kontrollieren – weiter massieren

Eine wesentliche Änderung ergab sich auch in der Empfehlung, die Herzdruckmassage nach der Defibrillation sofort und ohne jegliche Rhythmuskontrolle für ca. 2 Minuten weiterzuführen. Man geht hier davon aus, dass der Herzmuskel nach der Defibrillation einige Zeit braucht, um wieder die optimale Reizleitung herzustellen („Stunning" der Herzmuskulatur). Wird in dieser Zeit die Herzdruckmassage unterbrochen, führt dies unweigerlich wieder zu einer

Unterversorgung des Herzmuskels mit Sauerstoff und Substraten. Dies wiederum würde den Erfolg der Defibrillation im schlimmsten Fall zunichte machen.

Außerdem verhindert die Strategie mit einzelnen Schocks weitgehend unnötigen Schaden am Herzmuskel, der mit der Summe der elektrischen Energie und damit mit der Zahl der Defibrillationen korreliert.

Die Anwendung von automatischen und halbautomatischen Defibrillatoren

Bei Rettungsdiensten und an Orten mit entsprechend hoher Frequenz von Kreislaufstillständen (öffentliche Plätze, Flughäfen etc.) sollten halbautomatische Defibrillatoren installiert werden. Diese sind mit dem nebenstehenden Zeichen gekennzeichnet.

Für Arztpraxen wird das Vorhalten eines Defibrillators je nach Einsatzwahrscheinlichkeit empfohlen. Für Gutachterpraxen, Kinderärzte ist die Bereitstellung nicht erforderlich, bei hausärztlicher Tätigkeit empfohlen, für ergometrierende Internisten zwingend.

Derartige Defibrillatoren geben, sobald eingeschaltet, dem Anwender Sprachhinweise auf das weiter erforderliche Vorgehen und führen diesen sozusagen verbal durch die Reanimation. Das Befolgen dieser Anweisungen verhindert unnötige Verzögerungen im Ablauf.

Auch sind moderne halbautomatische Defibrillatoren so gestaltet, dass die Bedienung selbsterklärend ist.

Während manuelle Defibrillatoren vom Anwender Kenntnisse in der Rhythmusdiagnostik erfordern (was bei seltenem Gebrauch dieser Methode aufgrund fehlender Routine leicht zu Verzögerungen durch protrahierte Interpretationsversuche führen kann), sind halbautomatische Defibrillatoren sowohl für Laien als auch für ärztliches Fachpersonal gleichermaßen einfach und sicher zu bedienen.

Moderne Halbautomaten erkennen dank der weit fortgeschrittenen Interpretationsalgorithmen beinahe jeden elektrischen Zustand des Herzens und geben daraufhin korrekte Anweisungen bezüglich erforderlicher Defibrillation.

In Studien wurde sogar unter gewissen Umständen eine höhere Überlebensrate für Patienten, die mit Halbautomaten defibrilliert wurden, im Gegensatz zu jenen, die manuell defibrilliert wurden, gezeigt, da es keine Verzögerungen bei der Interpretation des Rhythmus gab.

Aus genannten Gründen empfehlen wir einen (halbautomatischen) Defibrillator für die Ausstattung eines niedergelassenen Arztes.

Anwendung und Bedienung

Alle Geräte führen mittels Sprachanweisungen und Diagrammen durch die Reanimation.

Grundsätzlich gilt folgendes Schema:

1. Gerät **einschalten** (entweder durch deutlich gekennzeichneten Knopf oder automatisch durch Öffnen des Gerätedeckels).
2. Patientenoberkörper **entkleiden** bzw. Kleidung öffnen.
3. **Elektroden aufkleben.**
4. **Rhythmusanalyse starten** (entweder durch deutlich gekennzeichneten Knopf oder automatisch), der Patient darf hierbei nicht berührt werden.
5. Wenn empfohlen, Schock auslösen (durch deutlich gekennzeichneten Knopf). **Achten Sie darauf, dass niemand den Patienten oder leitend mit dem Patienten in Berührung stehende Teile berührt!**
6. Nach dem Schock **sofort die Herzdruckmassage** und Beatmung für 2 Minuten fortsetzen.
7. Erst jetzt den Defibrillationserfolg **kontrollieren.**

Die Anwendung von manuellen Defibrillatoren

Manuelle Defibrillatoren ermöglichen es dem Arzt, alle Parameter der Defibrillation einzustellen. Die Anwendung setzt grundsätzlich eine solide Gerätekenntnis voraus. Vor allem aber muss der Anwender den Rhythmus direkt am Monitor selbst interpretieren und danach handeln.

Veränderbare Parameter sind:

- Zeitpunkt des Schocks,
- Energie des Schocks
- SYNC-Modus (R-Zacken getriggerter Schock zur Kardioversion),

- eventuell Funktion eines externen transkutanen Herzschrittmachers (Fix Mode/Demand Mode).

Meist sind manuelle Defibrillatoren mit Monitoringeinheiten in einem Gerät verbaut und bieten die folgenden Möglichkeiten:

- Defibrillation,
- Kardioversion,
- Pulsoximetrie,
- Kapnometrie,
- invasive Druckmessung (IBP, ZVD, ICP),
- EKG.

Grundsätzliche Bedienung bei manueller Defibrillation

1. Gerät **einschalten.**
2. Wenn keine Klebeelektroden verwendet werden → **leitfähiges Gel auftragen.**
3. **Elektroden** am Patienten **platzieren.**
4. **Rhythmusbeurteilung** durch den Anwender.
5. Gewünschte **Energie einstellen.**
6. **Laden.**
7. **Versichern, dass niemand leitend mit dem Patienten verbunden ist.**
8. **Schock auslösen.**
9. Nach dem Schock **sofort die Herzdruckmassage** und Beatmung für 2 Minuten fortsetzen.
10. Erst jetzt den Defibrillationserfolg **kontrollieren.**

Die einzelnen Geräte sind in ihrer Bedienung unterschiedlich. Jeder Anwender muss „sein" Gerät kennen und sicher bedienen können.

Algorithmus Basic Life Support mit AED

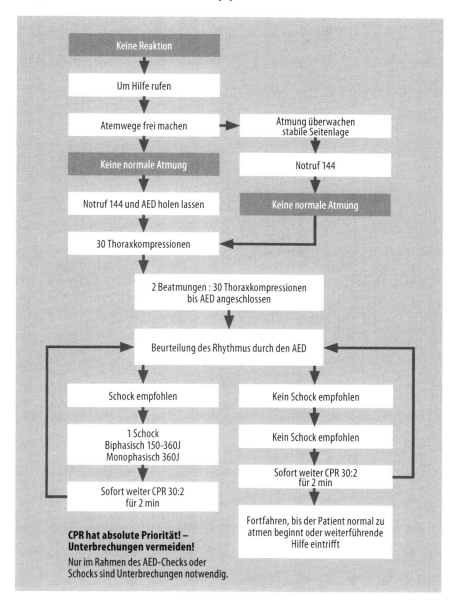

Keine Reaktion

Um Hilfe rufen

Atemwege frei machen → Atmung überwachen stabile Seitenlage

Keine normale Atmung

Notruf 144

Notruf 144 und AED holen lassen

Keine normale Atmung

30 Thoraxkompressionen

2 Beatmungen : 30 Thoraxkompressionen bis AED angeschlossen

Beurteilung des Rhythmus durch den AED

Schock empfohlen

Kein Schock empfohlen

1 Schock
Biphasisch 150-360J
Monophasisch 360J

Kein Schock empfohlen

Sofort weiter CPR 30:2
für 2 min

Sofort weiter CPR 30:2
für 2 min

Fortfahren, bis der Patient normal zu atmen beginnt oder weiterführende Hilfe eintrifft

CPR hat absolute Priorität! – Unterbrechungen vermeiden!
Nur im Rahmen des AED-Checks oder Schocks sind Unterbrechungen notwendig.

Halbautomatischer Defibrillator & Basic Life Support

Anmerkungen zum Algorithmus Basic Life Support

Leblose Person

Sprechen Sie die Person laut und deutlich an. Schütteln Sie die Person leicht an der Schulter oder setzen Sie einen vertretbar leichten Schmerzreiz. Zeigt die Person keine adäquate Reaktion („reglose Person"), fahren Sie mit dem BLS-Algorithmus fort.

Um Hilfe rufen

Wenn Personen in der Nähe sind, die Ihnen helfen könnten, rufen Sie diese. An Helfer können Sie auch den Notruf delegieren.

Atemwege frei machen

Wenn die Atemwege leicht sichtbar verlegt sind, beheben Sie nach Möglichkeit die Verlegung.

Bei Erfolg und Einsetzen einer ausreichenden und spontanen Atmung bringen Sie den Patienten in die stabile Seitenlage und verständigen Sie via Notruf (144) weitere professionelle Hilfe (Notarzt und Rettung). Kontrollieren Sie bis zum Eintreffen des Notarztes regelmäßig, ob die Atmung weiterhin ausreichend ist. Stellen Sie beim Patienten keine adäquate Eigenatmung mehr fest, fahren Sie im Algorithmus an entsprechender Stelle fort.

30 Thoraxkompressionen

Führen Sie 30 kräftige Thoraxkompressionen mit einer Frequenz von ca. 100/min durch.

Der Patient muss dabei auf einer festen, nicht komprimierbaren Unterlage liegen, da die Herzdruckmassage anderenfalls nur inadäquate Ergebnisse zeigt. Am besten wird der Patient flach auf den Boden gelegt.

Knien Sie sich seitlich neben den Patienten und platzieren Sie den Handballen einer Hand auf der unteren Hälfte des Brustbeines des Patienten. Legen Sie Ihre zweite Hand darüber und greifen Sie mit den Fingern ineinander.

Strecken Sie die Arme durch und beginnen Sie mit der Herzdruckmassage. Der Angelpunkt der Bewegung liegt in Ihrer Hüfte.

> **MERKE:** Wenn mehrere Helfer vor Ort sind, sollten sie sich alle 4 bis 6 Minuten bei der Herzdruckmassage abwechseln, da nach dieser Zeit ohne Pause nicht mehr adäquat reanimiert werden kann. Die Helfer wechseln sich so ab, dass möglichst keine Unterbrechung der Herzdruckmassage erfolgt. Bei genügend Helfern z.B. während der ersten Beatmung. Die Thoraxkompressionen setzen sofort nach der Inspirationsphase der zweiten Beatmung wieder ein.

2 Beatmungen : 30 Thoraxkompressionen

Fahren Sie mit der Reanimation in diesem Verhältnis fort.

Beatmung

Mund-zu-Mund-Beatmung

Greifen Sie mit einer Hand an den Haaransatz/die Stirn des Patienten. Mit der anderen Hand greifen Sie an das Kinn des Patienten. Überstrecken Sie den Kopf so weit wie möglich nackenwärts. Nun können Sie mit einer Hand von der Stirn auf die Nase des Patienten umgreifen. Verschließen Sie die Nase des Patienten durch Zusammendrücken der Nasenflügel und umschließen Sie mit Ihrem Mund den Patientenmund. Blasen Sie nun langsam Luft in den Mund des Patienten. Kontrollieren Sie den Erfolg der Beatmung durch Beobachtung des Patiententhorax, der sich beatmungssynchron heben und senken sollte.

Beatmung mit dem Beatmungsbeutel

Knien Sie sich hinter den Kopf des Patienten und platzieren Sie die passende Maske (Frauen meist #3, Männer meist #4) des Beatmungsbeutels über Mund und Nase des Patienten. Umfassen Sie die Maske des Beatmungsbeutels hierbei im C-Griff und „ziehen" Sie den Unterkiefer des Patienten mit Ihren Fingern in Richtung Maske – diese muss **dicht** anliegen.

Betätigen Sie mit der anderen Hand den Beatmungsbeutel, den Sie idealerweise auf Ihren Oberschenkeln auspressen. Kontrollieren Sie den Erfolg der Beatmung daran, ob sich der Patiententhorax beatmungssynchron hebt und senkt.

Wenn sich der Patient nicht adäquat mit Beatmungsbeutel und Maske beatmen lässt, überprüfen Sie im Rahmen Ihrer Möglichkeiten die Atemwege (Zunge herausziehen – Kopf auf die Seite drehen – ausräumen – nochmals überstrecken). Ist auch jetzt keine adäquate Beatmung möglich, wechseln Sie sofort zur Mund-zu-Mund-Beatmung (oder zu einer anderen Beatmungsmethode, die Sie beherrschen und erfolgreich durchführen können).

Beurteilung des Rhythmus durch den AED

Nach mindestens 2 Minuten CPR bei unbeobachteten Kreislaufstillständen platzieren Sie die Elektroden des AED, sofern dieser verfügbar ist, in einer Beatmungsphase.

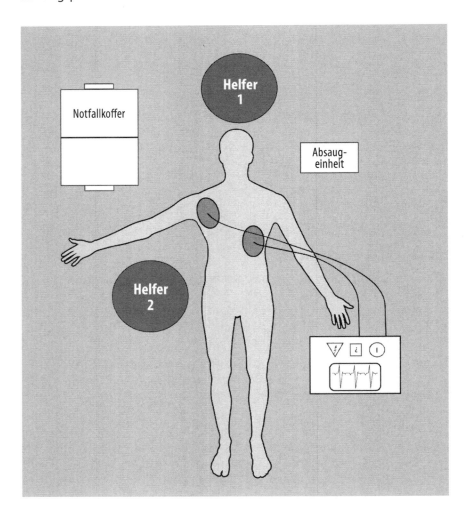

Folgen sie den Anweisungen des Gerätes.

Nach Analyse des Herzrhythmus des Patienten schlägt der Defibrillator einen Schock vor, wenn ein defibrillierbarer Rhythmus vorliegt.

Nach dem Schock fahren Sie unverzüglich mit der Herzdruckmassage fort und kontrollieren erst nach ca. 2 Minuten, ob der Patient einen adäquaten Auswurf (Puls) hat.

Wird kein Schock empfohlen, fahren Sie unverzüglich mit der Herzdruckmassage, gefolgt von 2 Beatmungen, fort, bis Sie nach 2 Minuten wieder mit Hilfe des AED den Rhythmus kontrollieren.

Die Lagerung des Notfallpatienten

Einleitung

Der Lagerung des Notfallpatienten kommt größte Bedeutung zu, da dadurch eine wertvolle Unterstützung der erweiterten Behandlungsmaßnahmen erfolgen kann und einer weiteren Verschlechterung vorgebeugt wird. Bei Unkenntnis der notwendigen Lagerung kann aber ebenso großer Schaden angerichtet werden. In der Praxis sollte vor allem auch medizinisches Assistenz-Personal (DGKS/P, Pflegehelfer/innen, Ordinationsgehilf(inn)en) in den Grundzügen der Patientenlagerung geschult sein, um den Mediziner für weitergehende Maßnahmen ungebunden zu halten. Werden Patienten in ihnen angenehmen Haltungen vorgefunden, stellt sich die Frage der korrekten Lagerung kaum. Es kann eine alternative Lagerung angeboten werden, allerdings sollte der Patient so gelagert werden, wie er es am besten toleriert (manche Patienten bleiben z.B. auch im Lungenödem lieber am Rücken liegen als in sitzender Position). Im Folgenden werden anhand von Skizzen die wichtigsten Lagerungsarten vorgestellt, die jeweiligen Einsatzgebiete beschrieben und deren Besonderheiten diskutiert.

Sitzende Lagerung

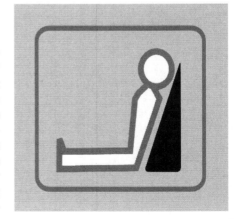

Jene Lagerung, die wohl die meisten Notfallpatienten aufgrund ihrer Grunderkrankung benötigen, ist eine sitzende. Fast alle Patienten mit akuter Atemnot tolerieren eine halbsitzende oder sitzende Lagerung am besten. Die hydrostatische Belastung der Lungenabschnitte ist hier am geringsten. Ein weiterer Grund für die sitzende Lagerung beim bewusstseinsklaren Atemnotpatienten ist die Möglichkeit, sich durch Aufstützen mit den Armen die Unterstützung der Atemhilfsmuskulatur zunutze zu machen. Weiters wird diese Lagerung üblicherweise von allen Patienten mit kardialer Symptomatik (ACS, Palpitationen etc.) und hypertensiv entgleisten Personen (kurz: vom „internistischen Patientengut") eingenommen.

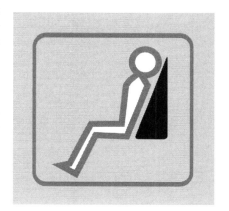

Ein Sonderfall der sitzenden Lagerung ist die mit **herabhängenden Beinen.** Diese kann bei Lungenödempatienten sinnvoll sein, um eine maximale Entlastung des großen Kreislaufes von zirkulierendem Volumen und damit eine Verbesserung der respiratorischen Situation zu erreichen.

Die stabile Seitenlage

Die stabile Seitenlage ist nicht die häufigste Lagerungsform, sicherlich aber die wichtigste, weil sie potentiell lebensrettend ist. Durch Anwendung dieser simplen Maßnahme, die im jedem Erste-Hilfe-Kurs ausreichend gelehrt werden sollte, könnte in vielen Fällen eine Schädigung des Bewusstlosen durch

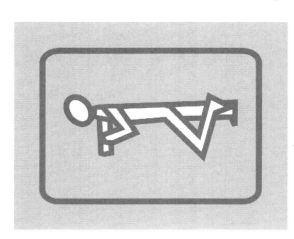

Aspiration von Erbrochenem oder Magensaft beziehungsweise die Verlegung der Atemwege durch die zurücksinkende Zunge verhindert werden. Leider wird nach Erkennen der Bewusstlosigkeit viel zu selten richtig reagiert. Die einfachste Weise, eine am Rücken liegende Person in die stabile Seitenlage zu bringen, ist folgende: Knien Sie sich auf

jene Seite, auf die Sie die Person drehen wollen. Greifen Sie unter das gegen-
überliegende Knie und heben Sie es an. Nehmen Sie mit der freien Hand die
dem Knie gleichseitige Hand der Person und führen Sie jetzt das Knie durch
Beugung zur Hand. Sie haben jetzt ein stabiles Dreieck Knie/Hand-Becken-
Schulter geschaffen. Drehen Sie nun die Person zu sich. Nun bleibt nur mehr,
den auf die Seite gedrehten Kopf zu überstrecken und somit die Atemwege
freizuhalten. Nun kann vorhandenes Sekret aus dem Mund abfließen und der
Patient kann ohne Hindernis atmen.

Lagerung mit 30° erhöhtem Oberkörper

Bei neurologischen Erkrankungen wie dem Schlaganfall, dem Schädelhirntrauma und erhaltenen
Schutzreflexen (vor allem
Schluckreflex, Patienten zum
Schlucken auffordern!) ist die
Lagerung des Patienten mit
erhöhtem Oberkörper (ca. 30
Grad) sinnvoll. Es wird durch
die Erhöhung des Oberkör-
pers eine Erleichterung des
venösen Abstroms vom Kopf
erreicht. Auf eine achsengerechte Lagerung des Kopfes
ohne Abknicken in der Halswirbelsäule ist zu achten.
Insgesamt soll dadurch eine
Erhöhung des Hirndruckes
verhindert werden.

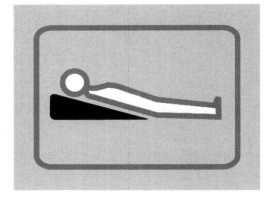

Bei Schlaganfallpatienten (bei
Bewusstsein) mit Halbseiten-
symptomatik und Schluck-
problemen kann die stabile
Seitenlage mit leicht erhöhtem Oberkörper auf die ple-
gische Seite Sinn machen.
Es kommt zwar durch die Erhöhung des Oberkörpers zu

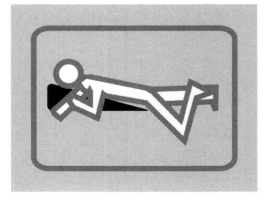

keiner suffizienten Verhinderung einer Aspiration, es kann aber jederzeit die stabile Seitenlage durch Flachlagerung hergestellt werden.

Schocklagerung

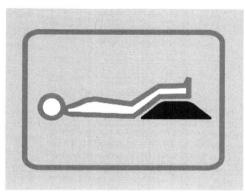

Die sogenannte „Schocklagerung" (untere Extremitäten hoch) hat zwar in der Definitivtherapie eines Schocks nur untergeordnete Bedeutung, diese erhält sie aber sehr wohl bei Zustandsbildern wie orthostatischem oder (vagus-)reflexassoziiertem Kollaps. Hierbei bringt sich der Patient allerdings in der Regel selbst in die für ihn hilfreiche Flachlagerung, bei Verbleib in dieser können dem bewusstseinsklaren Patienten zur Unterstützung seiner Erholung die Beine hochgelagert werden. Ist er bewusstlos, siehe Punkt 2. Auf keinen Fall darf die „Schocklagerung" beim kardiogenen Schock zur Anwendung kommen, da die so erzielte Volumsüberlastung des Herzens letal sein kann. Bei allen anderen Schockformen kann sie unterstützend eingesetzt werden.

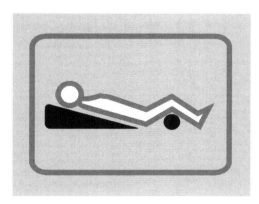

Lagerung mit Knierolle

Bei im Bauchraum ablaufenden Prozessen (Reizung des Peritoneums durch Entzündung, Trauma, Blutung, gynäkologische Ereignisse) verspüren die Patienten oftmals eine deutliche Verbesserung ihrer Beschwerden, wenn die Bauchdecke entspannt wird. Zu diesem Zweck

Die Lagerung des Notfallpatienten

kann eine Knierolle aus jedem beliebigen zur Verfügung stehenden Material (Decken) erstellt werden. Eine Alternative ist, die Unterschenkel hochzulagern, wobei sowohl Knie- als auch Hüftgelenk im rechten Winkel gebeugt werden.

Lagerung bei akuten Gefäßverschlüssen

Akute Gefäßverschlüsse bedürfen dementsprechend auch einer akuten Behandlung. Der akute Arterienverschluss bedroht die Vitalität der betroffenen Extremität und muss daher ehest einer thrombolytischen, interventionell-radiologischen oder chirurgischen Versorgung zugeführt werden. Zweckmäßig ist eine Tief- und Weichlagerung der Extremität ohne Druckstellen oder Abknicken, um den noch verbleibenden arteriellen Einstrom zu begünstigen. Es bietet sich dazu an, die Extremität auf einer Decke und möglichst tiefzulagern und einen raschen Transport zu veranlassen. Im Gegensatz dazu benötigt der akute Venenverschluss eine Hoch- und Weichlagerung des Beines bzw. des Armes und eine Immobilisation der Person, um einer Verschleppung des Thrombus durch Pressen, Husten, Umlagern in den systemischen Kreislauf und einer damit verbundenen Emboliegefahr vorzubeugen.

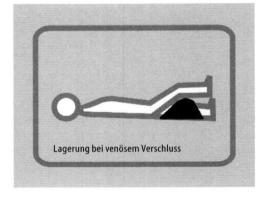

Lagerung bei venösem Verschluss

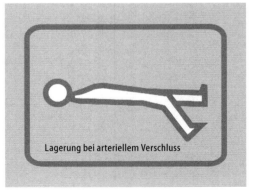

Lagerung bei arteriellem Verschluss

Lagerung bei Wirbelsäulenverletzungen

Die Flachlagerung des Patienten am Rücken hat sich bei Wirbelsäulenverletzungen bewährt. Es kommt hier bei achsengerechter Stellung der Wirbelsäule zu keinen auf das Rückenmark wirkenden Stauch- oder Scherkräften. Ist der Patient bewusstlos, ist die stabile Seitenlage anzuwenden (siehe Seite 47).

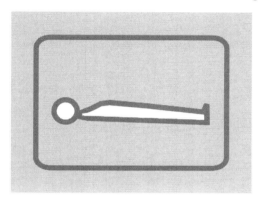

Wird eine Reanimation notwendig, ist diese ohne Abänderung des BLS-Algorithmus durchzuführen.

Der Transport muss auf einer Vakuummatratze bzw. einer den Rumpf stabilisierenden Unterlage erfolgen!

Die Lagerung des Notfallpatienten

Das Schädelhirntrauma (SHT)

Einleitung

Das Schädelhirntrauma (SHT) ist ein häufiges Verletzungsmuster, so erleiden in Österreich ungefähr 200 von 100.000 Personen im Jahr ein solches. Umgerechnet auf z.B. die Steiermark ergibt dies 2.000 Fälle von SHT/Jahr. Das SHT ist die häufigste Todesursache bei jungen Personen und erlangt damit auch eine traurige volkswirtschaftliche Bedeutung.

Häufige Unfallquellen sind der Straßenverkehr, gefolgt vom Sturz aus großer Höhe, Haushaltsunfällen und gewalttätigen Handlungen.

Grundsätzlich muss versucht werden, den Sekundärschaden so gering wie möglich zu halten. Der durch den Unfall verursachte Primärschaden ist meist nicht reversibel. Derartiger Sekundärschaden wird durch den Verlust der Autoregulation der Hirndurchblutung und ein posttraumatisches Hirnödem (mit einiger Latenz nach dem Trauma) verursacht. Dies führt zu erhöhtem Hirndruck, der durch hypoxische Zustände des Gehirns weiter verstärkt wird.

Erkennen

Obligate Zeichen eines SHT im engeren Sinne sind ein adäquates **Trauma**, ein (in der Ausprägung variabler) **Bewusstseinsverlust** – beides möglichst fremdanamnestisch abzusichern – und die retrograde **Amnesie**. Die „Schwere" des SHT wird derzeit mittels GCS (Glasgow Coma Score; 3–15 Punkte) bestimmt. Definitionen wie Contusio, Commotio etc. wurden bereits seit einiger Zeit verlassen. So spricht man bei GCS 15 oder 14 von einem leichten, bei GCS 13–9 von einem mittelschweren und bei GCS unter 9 von einem schweren SHT. Der Höhe des GCS kommt dabei aber keine prognostische Bedeutung zu.

Differentialdiagnose

Im Regelfall wurde das Trauma beobachtet oder es ist rasch nachvollziehbar, wie der Betreffende geschädigt wurde (z.B. Verkehrsunfall eines Fußgängers mit einen PKW). Sofern der Unfallhergang nicht klar ist (beziehungsweise ein solcher nicht erhoben werden kann), muss an andere **Erkrankungen** – die mit Bewusstseinstrübung oder Bewusstlosigkeit einhergehen können – gedacht werden, beispielsweise an einen Schlaganfall, einen abgelaufenen (epileptischen) Krampfanfall, nach dem der Patient postiktal eingetrübt sein kann, oder an eine Vergiftung mit zentral wirksamen Substanzen. Besonders wichtig ist ein derartiges Vorgehen, wenn das suspizierte Trauma als wenig adäquat für die resultierende Verletzung angesehen werden kann (ein bewusstloser Patient mit Schürfwunde am Kopf nach Zusammensacken am Gehsteig ist eher nicht als schweres Schädelhirntrauma einzuordnen).

Hypoglykämien können nahezu jede neurologische Erkrankung imitieren, daher sollte bei Unklarheit der Blutzucker gemessen werden. Weiters ist zu bedenken, dass, auch wenn der Patient eindeutig eine traumatische Schädelverletzung erlitten hat, der Grund für seinen Unfall ein internistischer oder neurologischer sein kann. Ein bewusstloser Patient, neben seinem Fahrrad auf der Straße liegend, kann ebenso zuerst eine Hirnblutung erlitten haben und dadurch zu Sturz gekommen sein, wie auch die Hirnblutung Folge des SHT sein kann.

Es ist darauf zu achten, dass ein Fahnden nach eventuellen Unfallursachen, die zum Schädelhirntrauma geführt haben könnten, nicht zur Verzögerung lebensrettender Sofortmaßnahmen (siehe unten) führen darf!

Erstversorgung

1. Absicherung der Unfallstelle und Achten auf **Selbstschutz**. Die Hilfskräfte dürfen keinesfalls einer unnötigen Gefahr durch mangelnde Ausrüstung (Bergunfälle, ...) oder falsches Einschätzen der Situation ausgesetzt werden.

2. Kontrolle und **Sicherung der Lebensfunktionen**. Das Freimachen und -halten der Atemwege hat jedenfalls Priorität vor dem Schutz einer eventuell traumatisierten Wirbelsäule. So müssen Verlegungen der Atemwege gegebenenfalls auch unter Manipulation an der Halswirbelsäule beseitigt und eine ungehinderte Atmung gewährleistet werden. Ein vorerst freier Atemweg ist weiters auch durch entsprechende Techniken (Esmarch'scher Handgriff, Überstrecken des Kopfes) freizuhalten. Bei Fehlen von Lebensfunktionen (keine Atmung, kein zentraler Puls) ist selbstverständlich mit der kardiopulmonalen Reanimation zu beginnen.

3. **Sauerstoffgabe**. Die Verhinderung einer zerebralen Hypoxie ist vorrangig. Hochdosierte Sauerstoffgabe (8 l/min) sollte so früh wie möglich erfolgen.

4. **Volumentherapie**. Das pathophysiologische Grundprinzip des SHT heißt: „**CPP = MAP-ICP**", wobei CPP für Cerebral Perfusion Pressure, also den Perfusionsdruck im Gehirn, MAP für den mittleren arteriellen Druck und ICP für den intrakranialen Druck steht. Für eine gute zerebrale Perfusion benötigt man also einen ausreichenden Blutdruck sowie einen möglichst niedrigen Hirndruck. Der Blutdruck kann hierzu durch adäquate kreislaufunterstützende Maßnahmen (adäquate Volumen- und Katecholamingabe) gestützt werden.

Der ICP kann durch Hochlagern des Oberkörpers und kontrollierte Normo-(bzw. moderate Hyper-) ventilation gesenkt werden. Von einer Infusion hypotoner Lösungen (Glukose, Ringerlaktat) wird wegen der Gefahr der Begünstigung eines Hirnödems abgeraten! Mittel der Wahl ist eine isotone Vollelektrolytlösung (z.B. ELO-MEL isoton).

5. Sofern erforderlich, sind unter Kontrolle der Atmung beim wachen Patienten Opiate zur Analgesie zu bevorzugen. Ketamin kann beim „nicht beatmeten" Patienten zum Hirndruckanstieg führen und sollte dem Notfallmediziner mit der Möglichkeit zur Intubation, Beatmung und Monitoring des Patienten vorbehalten bleiben.

6. **Lagerung**. Wird ein Patient mit erhaltenen Schutzreflexen gelagert, empfiehlt sich die achsengerechte Hochlagerung des Oberkörpers. So kommt es zu Flüssigkeitsverschiebungen aus dem Schädel in die kommunizierenden Räume und zur Verbesserung des venösen Abstroms. Essentiell dafür ist allerdings die streng achsengerechte Lagerung des Kopfes, bei seitlich abgeknickter Halswirbelsäule und dadurch verursachtem Abdrücken der venösen Halsgefäße steigt der Hirndruck stark an. Bewusstlose Patienten sind wie immer in die stabile Seitenlage zu verbringen.

7. Neuroprotektive medikamentöse Therapie. Bisher gibt es **kein einziges Medikament**, welches eine wissenschaftlich nachgewiesene Prognoseverbesserung bedingt. Es ist daher von Therapieversuchen mit Glukokortikoiden, osmotisch wirksamen Infusionen oder anderen „potentiell neuroprotektiven" Substanzen abzusehen.

Weiterversorgung

Die Schwerpunkte der Behandlung des SHT liegen daher in der Vermeidung der drei deletären Zustände **Hypotonie, Hypoxie und Hyperkapnie**.

So verdoppelt jeder Abfall des systolischen Blutdruckes unter 90 mmHg die Mortalität des SHT und wird dementsprechend therapiert. Es gibt die Therapiemöglichkeit mit hyperosmolar-hyperonkotischen Infusionslösungen (z.B. Hyperhaes), die in Verbindung mit Kristalloiden zu einer sehr raschen Erhöhung des intravasalen Blutvolumens führen und durch die hohe Osmolarität auch zum Einstrom interstitieller Flüssigkeit in die Blutgefäße führt. Diese Eigenschaften sind besonders beim polytraumatisierten Patienten mit Schädelhirntrauma erwünscht, jedoch sind die Präparate nicht großflächig im Einsatz.

Zieht man bei einem Patienten mit SHT eine „Sedierung" wegen unkoordinierter Agitation in Betracht, liegt vermutlich ein schweres SHT vor. Diese Patienten sollten primär bereits intubiert und beatmet werden.

Die Indikation zur kontrollierten Beatmung ist großzügig zu stellen, hat man als Ersthelfer eine Larynxmaske zur Verfügung, kann diese bei Bewusstlosigkeit zur besseren Oxygenierung eingesetzt werden, wegen fehlenden Aspirationsschutzes ist die Einleitung einer Narkose beim agitierten Patienten damit nicht anzuraten. Diese leitet dann der Notarzt mit der Möglichkeit des Monitorings und der Intubation ein. Es können damit eine ausreichende Oxygenierung und Normokapnie sichergestellt werden. Eine solche Maßnahme ist weiters auch zum Schutz vor Aspiration zu fordern. Als Versorgungsziele bezüglich der respiratorischen Situation des Patienten sind eine periphere Sauerstoffsättigung über 95 % und eine **Normoventilation** mit $etCO_2$-Werten von 30–45 mmHg anzustreben, sofern keine Möglichkeit zur arteriellen Blutgasanalyse zur genauen Orientierung besteht. Die früher propagierte Hyperventilation des Hirndruckpatienten wird heute eher kritisch betrachtet, da es dabei über eine zerebrale Vasokonstriktion ebenfalls zu einer Minderdurchblutung und damit zu Minderversorgung des Gehirns mit Sauerstoff kommen kann. Die Wahl der Medikamente zur Narkoseeinleitung und -führung ist im Einzelfall von der hämodynamischen Situation des Patienten, mit Augenmerk auf die oben angeführte Vermeidung einer Hypotonie, abhängig zu machen. Es gibt derzeit keine Medikamente oder Medikamentenkombinationen, die eine nachgewiesene neuroprotektive Wirkung besitzen.

Zur Kontrolle des Hirndruckes sollte ein ungehinderter venöser Abfluss, etwa durch achsengerechte Lagerung des Kopfes und Erhöhung des Oberkörpers, gewährleistet sein. Der möglichen Steigerung des Hirndruckes durch eine Schanzkrawatte steht die Notwendigkeit der **HWS-Immobilisation** für den schonenden Transport gegenüber. Auch hier muss im Einzelfall entschieden werden. Im Normalfall ist auch ein Transport mit einer exakt angepassten Vakuum-Matratze ausreichend. In jedem Fall zu verhindern ist ein Pressen des

Patienten gegen den Tubus, da dies den Hirndruck exzessiv ansteigen lässt. Hier hat es sich bewährt, entweder die (zu flache) Narkose zu vertiefen, oder – bei ausreichender Sedoanalgesie – den Patienten zu relaxieren.

Der Transport des SHT-Patienten erfolgt bei leichtem SHT an eine beliebige chirurgische Abteilung (mit CT), während mittelschwer und insbesondere schwer traumatisierte Patienten an ein Zentrum mit Möglichkeit einer neuro- chirurgischen Intervention verbracht werden müssen. Wenn notwendig, sollte hierzu ein Rettungshubschrauber möglichst frühzeitig angefordert werden.

Das Polytrauma

Definition

„Das Polytrauma ist eine durch einen Unfall entstandene Mehrfachverletzung mit Beteiligung mehrerer Organsysteme, wobei eine dieser einen lebensbedrohlichen Schweregrad erreicht hat."

Das Polytrauma, Ungeheuer et al., Urban & Schwarzenberg 1985

Inzidenz

Das Polytrauma erreichte in den 80er Jahren die höchste Inzidenz (mehr als 1.000 Fälle/Jahr in Österreich). Bedingt durch entsprechende Schutzmaßnahmen sind die Fallzahlen deutlich rückläufig. Trotzdem ist es nach wie vor die führende Todesursache der „Unter-45-Jährigen". Der Altersgipfel liegt bei 34 Jahren, wobei vorwiegend Männer (3:1) betroffen sind. Das Polytrauma ist ein Unfall des ländlichen Bereichs, außerhalb der Regelarbeitszeit und wird in unseren Breiten vorwiegend durch stumpfe Gewalteinwirkung verursacht.

Verletzungsmuster

Es liegen zu

- 80 % Extremitäten/Frakturen inklusive Becken,
- 67 % Schädelhirntrauma,
- 25–50 % Thoraxtrauma,
- 12–40 % abdominelle Verletzungen,
- 10–15 % Wirbelsäulenverletzungen

vor.

Pathophysiologie

Bedingt durch die Mehrfachschädigungen sind die pathophysiologische Endstrecke des Polytraumas die „Hypovolämie und die Hypoxie". Es sterben 50 %

aller Opfer bereits an der Unfallstelle, 30 % in den ersten 6 Stunden an den Folgen des Schocks, der Blutung bzw. am SHT und 20 % an den Spätfolgen (Sepsis, Multiorganversagen).

Präklinisches Management: Die „Golden Hour" des Polytrauma-Managements liegt auch nachweislich bei 60 Minuten. Patienten, die innerhalb dieser Zeitspanne nach dem Unfall in der Endversorgung sind, haben eine deutlich bessere Prognose. Das bedeutet, dass sich in den meisten Fällen das präklinische Verweilen auf maximal 20 Minuten reduziert. Alle Maßnahmen, die innerhalb dieser Zeit erfolgen können, werden durchgeführt, sind aber die äußeren Umstände (Bergung, Situation vor Ort, Hilfskräfte) derart eingeschränkt, dass der Zeitrahmen nicht eingehalten werden kann, steht die Transportpriorität im Vordergrund. Wesentlich ist auch der Transport in ein Zentralkrankenhaus mit 24-h-Bereitschaft von diversen Fach-Chirurgen, Anästhesisten, Intensivmedizinern und entsprechenden diagnostischen Einrichtungen und einer Blutbank. Zwischenstopps in nahe gelegenen Standard-Krankenhäusern verzögern die Zeit bis zur endgültigen Versorgung und haben sich als nicht zielführend erwiesen.

Maßnahmen

Die Erstmaßnahmen stützen sich auf die Blutstillung (nach Möglichkeit) und die Verbesserung der Oxygenierung. Dies erfolgt durch Anlegen der O_2-Maske; liegt bereits ein Atemstillstand vor, muss der Patient beatmet werden. Jeder Polytrauma-Patient sollte auch mit einem (besser zwei) großen venösen Zugängen versorgt werden, wo man etwa 1.000 ml kristalloide und 500 ml kolloidale Lösung appliziert. Die in den 90er Jahren praktizierte Massiv-Volumentherapie ist passé! Es hatte sich gezeigt, dass die hochvoluminöse Therapie (Abnahme des Hämatokrits, Verdünnungskoagulopathie, Auskühlung, mechanische Ablösung von Clots und auch der höhere Blutdruck) die Blutung VERSTÄRKT!! Ziel ist heute die „permissive Hypotension": Man lässt einen niedrigeren Blutdruck zu! Der Kreislauf eines Polytraumapatienten (ohne SHT!) ist mit einem systolischen Blutdruck von 80 bis 100 mmHg ausreichend. Liegt zusätzlich auch ein SHT vor, sollte ein höherer Blutdruck angestrebt werden, den man aber eher mit Katecholaminen bzw. Vasokonstriktoren aufrecht erhält. Schockierte Patienten benötigen im Regelfall deutlich weniger Analgesie als „normale", sodass vor der wahllosen Verabreichung von Morphinen zur Schmerzbekämpfung gewarnt werden muss. Die Gabe von Morphinen und Sedativa zieht in vielen Fällen die sofortige Notwendigkeit zur Intubation und Beatmung nach sich und ist meist mit einem drastischen Blutdruckabfall verbunden. Für den erfahrenen Notarzt ist die präklinische Narkoseeinleitung mit folgender Intubation und kontrollierter Beatmung des Polytraumas beinahe als Standard anzusehen, wobei aber auch dabei der Zeitfaktor (20 min präklinische Verweildauer) in Betracht gezogen werden muss. Bei dieser Gelegenheit muss auch festgestellt werden, dass – vor allem, wenn der Hubschraubertransport nicht möglich ist – eine Beschleunigung des Transports durch Entgegenfahren zum Notarzt nicht verboten ist!

Reanimation

Die Reanimationserfolge beim Polytrauma sind Raritäten. Ein „echtes" stumpfes Polytrauma mit Verletzung mehrerer Organe ist präklinisch nicht reanimierbar, es reduziert sich auf die Fälle, wo die Hypoxie die Ursache des Stillstandes war, was evtl. durch Beatmung behoben werden kann (Verschüttung, Thoraxtrauma, Pneumothorax, hoher Querschnitt, SHT usw.), wobei aber gerade bei diesen Patienten die Prognose sehr schlecht ist.

Das Polytrauma

Dyspnoe

Einleitung

Die akute Atemnot ist einer der häufigsten Gründe zur Anforderung ärztlicher Hilfe. Der Patient befindet sich üblicherweise in einer stark angstbehafteten Ausnahmesituation. Dem subjektiven Gefühl der Atemnot muss nicht unbedingt auch eine Erkrankung der Luftwege oder Atmungsorgane zugrunde liegen.

Allgemeine Symptomatik

Der Patient präsentiert sich mit den typischen Atemnotsymptomen: Atemnebengeräusche, deutlich sichtbar erschwerte Atmung, Tachypnoe (zu schnelle Atmung), Orthopnoe (Atmung unter Einsatz der Atemhilfsmuskulatur), Zyanose, Einziehungen oder Nasenflügeln (Kinder).

Bei der **Auskultation** finden sich möglicherweise feuchte Rasselgeräusche (fein- bis grobblasig, eventuell klingend) bei Flüssigkeitsaustritt ins Lungengewebe (Lungenödem). Trockene, spastische Rasselgeräusche finden sich bei COPD oder Asthma bronchiale vor. Im weit fortgeschrittenen Fall eines Asthma bronchiale findet sich eine sogenannte „silent lung" als Hinweis auf kaum mehr vorhandene Luftbewegung in den Atemwegen. Eine Messung von Blutdruck, Pulsfrequenz und Pulsoxymetrie ist bei jedem Patienten mit Atemnot obligat. Es können damit Ursachen schnell gefunden sowie eine Einschätzung der Gesamtsituation erleichtert werden.

Allgemeine therapeutische Schritte

Jeder noch ansprechbare Patient lagert sich selbst in der für ihn am besten geeigneten Position. Diese sollte auch nur in Ausnahmefällen (Intubation) geändert werden. **Jeder** Patient mit Dyspnoe erhält im Notfall Sauerstoff! Eine zu hohe Sauerstoffzufuhr kann über Verminderung des Atemantriebes zu einem Anstieg des pCO_2 > 45 mmHg führen. Ein deutliches Indiz für diese Hyperkapnie ist die zunehmende Eintrübung des Sensoriums. Tritt dieser Zustand ein, muss die Sauerstoffzufuhr reduziert bzw. unterbrochen werden. Keinesfalls darf ein derart gefährdeter Patient mit angelegter Sauerstoffmaske ohne

Überwachung abtransportiert werden. Die weitere Therapie richtet sich nach der vermuteten Ursache.

Differentialdiagnose

Die Möglichkeiten der Differentialdiagnose der akuten Atemnot sind vielfältig und stützen sich in erster Linie auf die Anamnese (inklusive der aktuellen Medikation) des Patienten, die klinische Untersuchung und den Auskultationsbefund.

Das akute Lungenödem

Die häufigste Ursache für ein akutes Lungenödem ist die hypertensive Entgleisung. Durch die exzessive Belastung des linken Ventrikels bei stark erhöhten Blutdruckwerten kommt es zum Rückwärtsversagen des Ventrikels mit Rückstau von Blut in den Lungenkreislauf. Flüssigkeit wird durch die Kapillaren ins Interstitium und, wenn die Ursache nicht behoben wird, in die Alveolen ausgepresst. Im Stadium des interstitiellen Lungenödems, wenn also die Flüssigkeit erst ins Interstitium und noch nicht in die Alveolen ausgepresst wird, fehlen meist feuchte Rasselgeräusche des typischen alveolären Ödems. Die primär nur interstitielle Flüssigkeitsanschoppung erzeugt vorerst trockene RGs (= Asthma cardiale), was für die Diagnostik irreführend sein kann. Sobald Flüssigkeit aus dem Interstitium in die Alveolen übergetreten ist, sind feuchte Rasselgeräusche hörbar.

Therapeutische Maßnahmen

Ist der Blutdruck die Ursache des Lungenödems (hypertensiver Notfall), soll dieser rasch behandelt werden. Nach Absenkung des Blutdruckes bildet sich im Normalfall auch das Lungenödem wieder zurück.

Die anderen Ursachen können, wie schon beim kardiogenen Schock beschrieben, primär kaum beeinflusst werden.

COPD und Asthma bronchiale

Die zweite große Gruppe von Erkrankungen, welche häufig zum Symptom „Dyspnoe" führt, sind die obstruktiven Lungenerkrankungen. Oft haben die

Patienten eine entsprechende Anamnese und wissen über ihre Erkrankung Bescheid, Erstmanifestationen des Asthma bronchiale im Kindes- und Jugendlichenalter sowie akute und schwere Anfälle kommen jedoch häufig als Notfall vor. Beiden Erkrankungen gemeinsam sind die erschwerte Ausatmung und die Überblähung der Lunge. Spastische RGs sind in den meisten Fällen auskultierbar. Die Probleme des Asthmatikers werden hauptsächlich durch drei Faktoren hervorgerufen:

- **Bronchokonstriktion** (durch kontrahierte glatte Muskulatur),

- **Dyskrinie** (Bildung von zähem Schleim, der die Bronchien verlegt und nur schwer abgehustet werden kann),

- **Entzündung** (Diese führt zum Schleimhautödem. Dadurch wird der Querschnitt der Atemwege nochmals eingeengt.)

Schwere Anfälle können mit einem äußerst abgeschwächten bis fehlenden Atemgeräusch einhergehen. Man spricht daher von der „silent lung" oder „silent chest". Die „silent lung" kann als absolutes Alarmzeichen gewertet werden. Der Patient ist bereits beatmungspflichtig oder droht ohne erfolgreiche Therapie so zu werden.

Therapie des Asthma bronchiale

Asthmatiker profitieren erheblich von der Anwendung inhalativer Betamimetika. Dosieraerosole sind als erster Schritt zu versuchen. Grundsätzlich stützt sich die Therapie des Asthmaanfalles auf die Behandlung dieser drei Faktoren:

- **Betamimetika** wirken gegen die Bronchokonstriktion (z.B. Fenoterol Dosieraerosol 1–2 Hub, Terbutalin 0,5–1 mg vernebelt oder 0,005 mg/kg KG i.v.).

- **Kristalloide Infusionslösung** (z.B. 500–1000 ml Vollelektrolytlösung i.v.) zur Verflüssigung des zähen Schleims und zum Ersatz des durch die Ortho- und Tachypnoe verlorenen Volumens.

- **Kortikosteroide** (z.B. 125–250 mg Prednisolon i.v.), um der Entzündungsreaktion entgegenzuwirken.

Therapie der exazerbierten COPD

Auch die Atemnot des COPD-Patienten bessert sich möglicherweise auf Betamimetika, allerdings meist nur gering. Der Bronchospasmus steht hier ja auch nicht im Vordergrund. Gerade beim COPD-Patienten ist aber besonderes Augenmerk auf die Nebenwirkung Tachykardie (die durch Betamimetika ausgelöst wird) zu legen.

Gute Erfolge zeigt oft die Inhalation eines Anticholinergikums (z.B. Ipratropriumbromid) in Kombination mit einem Beta-2-Mimetikum (z.B. Berodual-Dosieraerosol).

Ein Unterdrücken der Entzündung mittels Cortison ist auch bei COPD indiziert, es sind aber niedrigere Dosen erforderlich (z.B. reichen 70–100 mg Prednisolon i.v. üblicherweise aus).

Versorgung durch den Notarzt

Verneblermasken eignen sich zum gezielten topischen Einsatz von Parasympatholytika und Betamimetika bei obstruktiven Lungenerkrankungen. Durch Vernebeln des Medikamentes wird der Effekt der Dosieraerosole über einen längeren Zeitraum genutzt, es kann prinzipiell beliebig lange vernebelt werden.

Des Weiteren gibt es **Beatmungsgeräte**, die meist über die Möglichkeit einer nicht invasiven Atemhilfe (**CPAP**) verfügen. Die Aufrechterhaltung eines endexpiratorischen Überdruckes von 5 bis 10 Millibar verhindert im Fall des Lungenödems einen weiteren Einstrom von Flüssigkeit in Richtung Alveole und im Fall von COPD/Asthma den Kollaps der kleinen Atemwege am Ende der Expiration. Von diesem Verfahren profitieren vor allem COPD-Patienten, denen mit den übrigen Therapiemaßnahmen im Akutfall nur unzureichend geholfen werden kann. Allerdings ist die Anwendung der CPAP-Atemhilfe mit der Notwendigkeit einer großen Compliance des Patienten verbunden, die in der Situation akuter Atemnot oft nicht vorhanden ist. Das Aufpressen der Beatmungsmaske wird oft als unangenehm und sehr beengend empfunden, sodass alternative Atemhilfen wie z.B. der CPAP-Helm oder die „Full-Face-Maske" oft angenehmer sind. Wird die CPAP-Therapie allerdings toleriert, merken die Betroffenen nach wenigen Minuten den Effekt einer spürbaren Erleichterung der Ausatmung.

Lässt sich die respiratorische Insuffizienz konservativ nicht beheben bzw. kommt es sogar zu einer Verschlechterung des Zustandes, müssen die Patienten intubiert, beatmet und zu diesem Zwecke auch narkotisiert werden. Das erfordert einige dem Narkose-Arbeitsplatz vergleichbare apparative und personelle Ressourcen.

Dyspnoe-Algorithmus

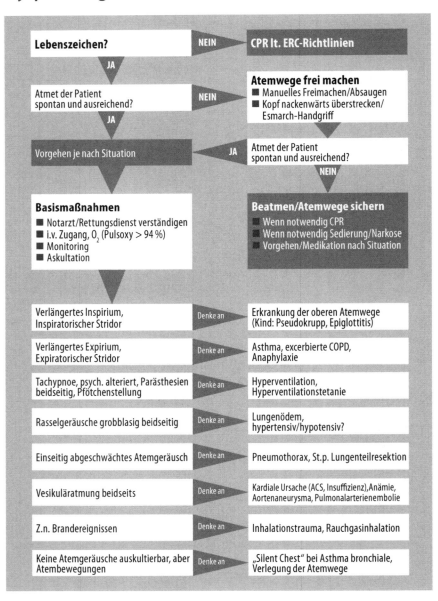

Lebenszeichen? — NEIN → **CPR lt. ERC-Richtlinien**

JA

Atmet der Patient spontan und ausreichend? — NEIN → **Atemwege frei machen**
- Manuelles Freimachen/Absaugen
- Kopf nackenwärts überstrecken/ Esmarch-Handgriff

JA

Vorgehen je nach Situation ← JA — Atmet der Patient spontan und ausreichend?

NEIN

Basismaßnahmen
- Notarzt/Rettungsdienst verständigen
- i.v. Zugang, O₂ (Pulsoxy > 94 %)
- Monitoring
- Askultation

Beatmen/Atemwege sichern
- Wenn notwendig CPR
- Wenn notwendig Sedierung/Narkose
- Vorgehen/Medikation nach Situation

	Denke an	
Verlängertes Inspirium, Inspiratorischer Stridor		Erkrankung der oberen Atemwege (Kind: Pseudokrupp, Epiglottitis)
Verlängertes Expirium, Expiratorischer Stridor		Asthma, excerbierte COPD, Anaphylaxie
Tachypnoe, psych. alteriert, Parästhesien beidseitig, Pfötchenstellung		Hyperventilation, Hyperventilationstetanie
Rasselgeräusche grobblasig beidseitig		Lungenödem, hypertensiv/hypotensiv?
Einseitig abgeschwächtes Atemgeräusch		Pneumothorax, St.p. Lungenteilresektion
Vesikuläratmung beidseits		Kardiale Ursache (ACS, Insuffizienz),Anämie, Aortenaneurysma, Pulmonalarterienembolie
Z.n. Brandereignissen		Inhalationstrauma, Rauchgasinhalation
Keine Atemgeräusche auskultierbar, aber Atembewegungen		„Silent Chest" bei Asthma bronchiale, Verlegung der Atemwege

Neurologischer Notfall

„Schlaganfall": ischämischer Insult – intrakranielle Blutung

Der „Schlaganfall" ist seit mehreren hundert Jahren in vielen Fällen ein schicksalhaftes Geschehen, das auch in der heutigen modernen Medizin für den Ersthelfer nur sehr geringe therapeutische Optionen bietet.

Definition

Der „Schlaganfall" ist eine akute Durchblutungsstörung des Gehirns, die zu Funktionsausfällen führt. Die mit Abstand häufigste Ursache ist mit circa 80 % der ischämische Insult. Als wichtigste Differentialdiagnose ist hier die zerebrale Blutung (circa 15 %) zu erwähnen. Subarachnoidalblutungen (circa 5 %), Sinusvenenthrombose, Hirntumore und Enzephalitiden sind seltener. Die Unterscheidung vor Ort ist nur schwer möglich. Daher ist nach der adäquaten Erstversorgung der rasche Transport in eine Klinik mit der Möglichkeit, eine zerebrale Computertomographie durchzuführen, wichtig. Idealerweise sollten Patienten, die die Kriterien für eine Akut-Thrombolyse erfüllen, einer „Stroke Unit" vorgestellt werden.

Symptome

Allgemeinsymptome wie Kopfschmerzen (bei massivem „peitschenschlagartigem Kopfschmerz an Subarachnoidalblutung denken), Übelkeit und Erbrechen kommen bei intrazerebralen Blutungen häufiger vor als bei ischämischer Genese. Die Bewusstseinseintrübung ist aufgrund der oft zunehmenden Raumforderung typischerweise fortschreitend.

Ausfallerscheinungen, welche beim ischämischen Insult häufig als alleinige Symptomatik auftauchen, sind abhängig von der Lage der Läsion.

- Beim Auftreten einer spastischen **Hemiparese** liegt die Läsion im Verlauf der Pyramidenbahn und tritt meist mit einer Hemihypästhesie auf. Außerdem sind die Muskeleigenreflexe gesteigert und initial ist die Parese oft schlaff.

- Eine **Tetraparese** ist Folge einer Hirnstammläsion und meist mit Hirnnervenausfällen kombiniert.
- **Monoparesen** sind eher selten und lassen sich auf kleine Läsionen im motorischen Kortex zurückführen.
- Weitere Ausfallsymptome sind ein **Herdblick** in Richtung der Läsion, **Hirnnervenausfälle** (z.B. der typische hängende Mundwinkel, Blickparesen etc.), **Kleinhirnsymptome** (Ataxie, Schwindel etc.), **Aphasie, Agnosie** und einige mehr.

Diagnostik

Die Diagnose wird durch die klinisch-neurologische Untersuchung gestellt.

Auch in der heutigen Zeit, gibt es keine präklinisch verfügbare Methode, um die Differentialdiagnose zwischen ischämischem und hämorrhagischem Insult zu ermöglichen.

Erstversorgung – Therapie

Ursächliche Therapien, wie eine eventuelle Lyse, sind dem Krankenhaus vorbehalten, womit sich die Erstversorgung auf Basismaßnahmen beschränkt:

- Zu allererst ist die **Atmung** sicherzustellen und eine eventuelle **Aspiration** zu verhindern. Letzteres ist insbesondere wichtig, da die Aspiration eine häufige Komplikation des Schlaganfalls ist.
- Eine Bewusstlosigkeit erfordert die stabile Seitenlagerung, sonst ist eine Hochlagerung des Oberkörpers auf ca. 30° zu bevorzugen, um einem gesteigerten intrakraniellen Druck entgegenzuwirken.
- Dem Patienten sollte **Sauerstoff** zugeführt und ein **peripherer venöser Zugang** gelegt werden.
- Der **Blutdruck** soll keinesfalls zu schnell oder zu stark gesenkt werden. Erst bei einem Druck von > 220/120 mmHg wird vorsichtig um maximal 20 % des Ausgangswertes zum Beispiel mit Ebrantil gesenkt. Wenn der mittlere arterielle Druck auf < 100 sinkt, empfiehlt sich die Verabreichung von kristalloiden Infusionslösungen.
- Ein Blutzuckertest ist empfehlenswert, um einer eventuellen **Hypoglykämie** entgegenwirken zu können.
- „Die Hypoglykämie ist das Chamäleon der Medizin." Sie kann praktisch jede denkbare neurologische Störung imitieren!

Lyse-Kriterien (Indikation für Stroke-Unit)

- Typische Schlaganfall-Symptomatik
- < 85 Jahre
- Nicht komatös
- Keinen epileptischen Anfall
- Stroke-Unit innerhalb 3 h, ideal 90 min nach Ereignis erreichbar

Kontraindikationen

D.h. Transport ins nächstgelegene Krankenhaus!

- Blutzucker < 50 mg/dl oder > 400 mg/dl
- Anamnestisch Zustand nach Hirnblutung
- Orale Antikoagulation
- Bekannte Thrombozytopenie

(Quelle: Schlaganfall-Projekt, Gesundheitsplattform Steiermark, 2006)

Der epileptische Anfall

Definition

Der epileptische Anfall ist im Notfall ein generalisierter Krampfanfall („Grand-mal-Epilepsie"). Dieser sieht meist sehr dramatisch aus, trotzdem heißt es, Ruhe zu bewahren. Die meisten einzelnen Anfälle sind selbstlimitierend und dauern nicht länger als 5 Minuten. Typisch und diagnostisch beweisend ist meist der postiktale Dämmerzustand. Als Status epilepticus wird ein andauernder Krampfanfall oder mehrere generalisierte Anfälle hintereinander mit Anhalten der Bewusstlosigkeit über 30 Minuten bezeichnet. Dies bedeutet Lebensgefahr!

Symptome

Zum Zeitpunkt des Eintreffens der Helfer ist der Anfall meist bereits abgelaufen. Es findet sich der Patient im klassischen postiktalen Dämmerzustand, einer Form der Müdigkeit, aus der dieser zusehends aufklart. Typisch sind weiterhin die Verschmutzungen der Kleidung durch die unkontrollierbaren Muskelreaktionen des am Boden liegenden Patienten sowie die Zeichen des vorangegangenen Zungenbisses und Harnabgangs. Auch schwere Verletzungen während eines kurzen Anfalls können eine notfallmedizinische und stationäre Betreuung nach sich ziehen.

Auslöser – Diagnose – Differentialdiagnose

Die möglichen Auslöser sind sehr vielfältig. Häufig ziehen Stress, Schlafentzug und Alkohol- bzw. Drogenkonsum und deren Entzug Anfälle nach sich. Aber auch Hypoglykämien, Infekte oder Hyperventilation können mögliche Trigger sein. Des Weiteren kann auch ein Discobesuch durch Fotostimulation oder eine Antibiose mit Penicillin einen Krampfanfall bedingen.

Präklinisch erfolgt die Diagnose meist durch Fremdanamnese oder durch eigenes Beobachten des Anfalls. Differentialdiagnostisch ist die postiktale psychomotorische Unruhe zu erwähnen, in der der Patient nicht krampft, die Agitiertheit aber so stark ausgeprägt sein kann, dass es einer medikamentösen Therapie mit z.B. 10 mg Diazepam bedarf. Ansonsten sollte man einfach abwarten und eine entspannte Umgebung schaffen. Weiters zeigen Patienten mit psychogener Epilepsie keinen Zungenbiss und/oder Harnabgang, es fehlt auch der klassische postiktale Dämmerzustand, die Patienten sind im Anschluss an den Anfall völlig koordiniert und ansprechbar.

Erstversorgung – Therapie

Zu allererst ist auf den **Verletzungsschutz** des Patienten zu achten. Ein Polster unter dem Kopf und das Entfernen gefährlicher Gegenstände können schlimme Verletzungen verhindern. Der früher gegebene Beißkeil ist jedoch absolut obsolet.

Des Weiteren sollte man im Rahmen des Möglichen die **Atemwege** sichern, **Sauerstoff** verabreichen und einer möglichen Aspiration vorbeugen. Ist der Anfall bereits vorüber, ist diesbezüglich die stabile Seitenlage nützlich.

Man sollte nicht vergessen, einen Blutzuckerstreifentest durchzuführen, um eine eventuelle **Hypoglykämie** ausgleichen zu können.

Im „Status Epilepticus" ist die Verabreichung von **hochdosierten Benzodiazepinen** das Mittel erster Wahl. Man sollte wirklich ausreichende Dosen applizieren und als Ersthelfer nicht verschiedene Medikamente mischen. Es ist auf eine mögliche Atemdepression zu achten. Als gängige Benzodiazepine kommen z.B.

- Diazepam (Valium, Gewacalm 10–20 mg rect./i.v.),
- Lorazepam (Temesta 2–4 mg i.v.),
- Midazolam (Dormicum 10–15 mg i.v./i.m/bucc./subling./rect.) oder
- Clonazepam (Rivotril 1–2 mg i.v.) in Frage.

Gegebenenfalls kann man die Applikation wiederholen.

Benzodiazepine wirken rasch. Falls dennoch der Krampfanfall persistiert, ist ein Therapieversuch mit Propofol durch den erfahrenen Notarzt in sedierender (nicht narkotisierender) Dosis möglich.

Koma

Die akute „Bewusstlosigkeit" ist eine der häufigsten Anforderungen im organisierten Notarztdienst. Die zugrunde liegenden Diagnosen umfassen ein sehr weites medizinisches Spektrum und sind dementsprechend medizinisch zu bewältigen. Allen gemeinsam ist, dass als Erstmaßnahme die Verhinderung der Aspiration oder des Zungen-Rachen-Verschlusses durch die einfache Seitenlagerung machbar ist. Nur in wenigen Fällen gibt es eine kausale Therapie.

Im Besonderen werden die diabetische Stoffwechselentgleisung und die Alkohol-Intoxikation abgehandelt.

Hypoglykämisches Koma

Die Ursachen einer Hypoglykämie sind vielfältig. Oftmals ist die versehentlich falsche oder Über-Dosierung von verabreichtem Insulin oder das Auslassen einer Mahlzeit nach bereits erfolgter Insulingabe der Auslöser. Auch bei Umstellung auf ein anderes Insulinpräparat kommen Hypoglykämien durch inadäquate Dosierung vor. Es können jedoch auch orale Antidiabetika wie Sulfonylharnstoffe oder Glinide eine Hypoglykämie verursachen. Ausgiebige körperliche Aktivität oder ein beginnender Infekt führen ebenfalls durch erhöhten Verbrauch zum Absinken des Zuckerspiegels. Eine organische Ursache wie zum Beispiel das Insulinom ist selten.

Symptomatik

Das klinische Erscheinungsbild einer stark ausgeprägten Unterzuckerung ist durch Zeichen einer Aktivierung des sympathischen Nervensystems gekennzeichnet. Die Hautfarbe des Betroffenen ist blass, die Haut ist schweißig. Der Patient zittert und ist tachykard. Sofern er bei Bewusstsein ist, verspürt er starkes Hungergefühl und Drang nach Süßem. Vom Patienten eingenommene Medikamente wie Betablocker können diese Symptome zum Teil verschleiern. Zudem können nicht kardioselektive Betablocker durch Unterdrückung der adrenergen Gegenregulation (Glykogenolyse, Glukoneogenese) die Hypoglykämie begünstigen. Die Hypoglykämie führt bei entsprechender Ausprägung aufgrund des Energiemangels im Gehirn bis zur tiefen Bewusstlosigkeit, gegebenenfalls mit Ausfall der Schutzreflexe. Auch Krampfanfälle sind bei schweren Unterzuckerungen denkbar. Die Hypoglykämie kann praktisch jedes denkbare neurologische Zustandsbild auslösen, eine Verwechslung mit einer Alkoholintoxikation ist möglich, gelegentlich auch begleitend! Demgegenüber ist die Diagnose schnell, sicher und einfach.

Bei jedem bewusstlosen Patienten ist ein Blutzuckertest obligat!

Erstversorgung

Der bewusstlose Patient wird in die stabile Seitenlage gebracht. Ist der Patient klar und ansprechbar, so kann er selbst über die Lagerung entscheiden.

Dem bewusstseinsklaren Patienten können gezuckerte Getränke oral verabreicht werden, gegebenenfalls kann auch Traubenzucker oder Glukosepaste zum Lutschen gegeben werden.

Ist das Bewusstsein des Patienten getrübt oder ist er gar bewusstlos, sind die oben genannten Maßnahmen nicht anzuwenden! Die Gefahr, dass Flüssigkeit oder gar Teile des Traubenzuckers aspiriert werden und die Atemwege verlegen, verbietet in diesem Fall jegliche orale Zufuhr.

Ist die orale Verabreichung von Glukose aus den genannten Gründen nicht möglich, muss diese intravenös verabreicht werden, was sich beim Hypoglykämiepatienten gelegentlich als Herausforderung darstellen kann.

Infusionslösung	Menge Glukose pro 100 ml	Volumen einer BE (12 g) Glukose
Glukose 5 %	5 g	240 ml
Glukose 33 %	33 g	36 ml

Laufende Kontrollen der Blutglukose nach erfolgter Therapie sind in etwa 15-minütigen Abständen bis zur Stabilisierung zu empfehlen. Da zum Beispiel das ursächlich verantwortliche Medikament länger wirksam sein als die zugeführte Glukose die Hypoglykämie ausgleichen kann, kann es mit einiger Latenz erneut zu einer Unterzuckerung kommen.

Ist die Ursache der Hypoglykämie nicht bekannt oder erhebbar, oder normalisiert sich der klinische Zustand des Patienten unter Normalisierung des Glu-

Koma

kosespiegels nicht, ist weitere Hilfe (Rettung, Notarzt) hinzuzuziehen und eine stationäre Behandlung indiziert.

Das **Coma diabeticum** durch Hyperglykämie ist wesentlich seltener und durch Blutzuckermessung rasch zu erkennen. Steht diese nicht zur Verfügung, sind trockene heiße Haut, azetonartiger Mundgeruch, bei Ketoazidose auch Kussmaulsche Atmung (tiefe Atemzüge, hochfrequent) und Zeichen einer Exsikkose verdächtig.

Therapie

Als Ersthelfer versucht man, einen venösen Zugang zu legen – wegen der Exsikkose schwierig –, infundiert isotone Lösungen, die meist begleitenden Elektrolytveränderungen können nur stationär behoben werden, ebenso ist eine Insulintherapie ambulant nicht möglich.

Toxisches Koma

Allgemeines

Eine Unzahl an Giften kann Komata und komaähnliche Zustände hervorrufen. Von landwirtschaftlichen Produkten wie Insektiziden bis zum Medikament aus der Hausapotheke ist die Bandbreite der möglichen Substanzen unüberschaubar. Die folgende Zusammenschau beschränkt sich daher auf Opiate und Benzodiazepine, zwei der häufigsten Ursachen für medikamentös induzierte Komata.

Erkennen

Opiate

Der typische mit Opiaten Vergiftete lebt in der Stadt, ist männlich und jünger als 30 Jahre. Die für Opioide typische Symptomentrias besteht aus Bewusstseinsstörung bis zur Bewusstlosigkeit, Miosis und Bradypnoe. Ist die Situation nicht eindeutig, muss nach Einstichstellen an den typischen Lokalisationen gesucht werden. Dabei sind Einstiche keinesfalls nur in den Ellenbeugen zu suchen. Um die Einstichstellen zu verbergen, spritzen Opiatabhängige auch zwischen die Zehen, in die Leiste oder Kniekehle. Begleitend können kardiovaskuläre Symptome wie Bradykardie und Blutdruckabfall auftreten, bei langer Liegedauer sind die Patienten oft hypotherm. Die Auffindsituation ist oft typisch (öffentliche WC-Anlagen, Parks etc.), auf Selbstschutz (offen herumliegende Spritzennadeln) ist unbedingt zu achten, da die Durchseuchung mit infektiösen Hepatitiden und HIV in dieser Patientengruppe extrem hoch ist. Kommt es zum Herz-Kreislauf-Stillstand ist die zerebrale Prognose aufgrund der hypoxischen Genese sehr schlecht.

Benzodiazepine

Benzodiazepine sind leichter zu beschaffen als Opiate, die Anzahl abhängiger Personen nicht zuletzt aufgrund der unkritischen Abgabe mehr als erschreckend hoch. Vergiftungen sind häufiger als jene mit Opiaten, wenngleich meist nicht so lebensbedrohend wie eine Opiatüberdosierung. Der Muskeltonus der Patienten ist wie bei Vergiftung mit anderen Substanzen des sedativ-hypnotischen Formenkreises (Alkohol, Neuroleptika) schlaff, es fällt bei näherer Betrachtung eine Hyporeflexie auf. Die Bewusstseinslage ist getrübt bis komatös. Die Auffindsituationen sind unspezifisch, das Herausfinden des definitiven Agens oft erschwert und nur fremdanamnestisch beziehungsweise durch genaues Durchsuchen der Örtlichkeit (Tablettenverpackung im Abfallkübel …) möglich. Markant können blaue Lippen (gefärbt, nicht zyanotisch) nach Einnahme von ärztlich verordneten Entzugsmedikamenten (z.B. Somnobene) sein.

Erstversorgung

- **Selbstschutz:** Einige der Personen, die sich mit den einschlägigen Substanzen bis zur Bewusstlosigkeit zu vergiften pflegen, sind aufgrund ihres Lebensstils leider auch einem sehr hohen Risiko ausgesetzt, sich mit parenteral übertragbaren Infektionskrankheiten zu infizieren. Daher ist es ratsam, bei allen ärztlichen Tätigkeiten, vor allem aber beim Umgang mit spitzen und scharfen Gegenständen, besondere Vorsicht walten zu lassen und zumindest **Einmalhandschuhe** zu tragen.

- **Kontrolle der Vitalfunktionen** und entsprechende Maßnahmen wie Reanimation, Beatmung oder stabile Seitenlage.

- **Sauerstoffgabe:** Das vorrangige Problem des Vergiftungspatienten ist die Atmung, welche durch Apnoe, Aspiration oder Ähnliches bedroht sein kann. Bei vorhandener Eigenatmung ist daher möglichst früh eine Aufsättigung der Atemluft mit Sauerstoff zweckmäßig.

■ Legen eines **periphervenösen Zuganges** und Infusion von Volumen (Vollelektrolytlösung, z.B. ELO-MEL isoton), da beinahe alle intoxikierten Patienten hypovoläm und hypoton sind.

■ Die Gabe von **Medikamenten** bleibt dem Notarzt überlassen, häufig wird eine Narkoseeinleitung mit Intubation und Aspirationsschutz notwendig sein wird.

Häufig verwendete Medikamente

Wirkstoff	Handels-name	Indikation	Kontra-indikation	Dosierung	Bemerkung
Flumazenil	Anexate	Benzodiazepi-nantagonist	Erhöhter ICP (z.B. bei SHT), Epilepsie, In-toxikation mit trizyklischen Antidepressiva	Initial: 0,2–0,3 mg Rep: 0,2 mg alle 60 sec, bis max. 2 mg Gesamtdosis möglich	Bei Süchtigen Auslösen von Entzugssymp-tomen. Die Sicherung der Vitalfunktio-nen geht dem Antagonisieren vor. Kein Antagoni-sieren nach Aspiration → Intubation.
Naloxon	Narcanti Narcan	Opiatan-tagonist. Opiatintoxika-tionbzw. deren Neugeborene. wenn Intuba-tion verhindert werden soll.	Überemp-findlichkeit, Atemdepres-sion, die nicht durch Opiate ausgelöst wur-de. **CAVE** bei Patienten mit vorbestehen-der Herzer-krankung .	0,4 mg i.v. (auch i.m., s.c. möglich)	Im Notfall i.v. Gabe. Naloxon ist ein Opioid-Antagonist und kann daher bei Süchtigen und ihren Neugeborenen Entzugssymp-tome auslösen.

Alkohol-Intoxikation

Definition

Die Alkohol-Intoxikation ist in unseren Breitengraden die mit Abstand häufigste Vergiftung und tritt immer öfter auch bei immer jüngeren Jugendlichen auf. („Saufen, bis der Notarzt kommt.")

Symptomatik

Die Symptomatik ist individuell verschieden und abhängig von der Menge der zugeführten Substanz.

Stadium I	Exzitatorisch
Stadium II	Hypnotisch (< 2 Promille)
Stadium III	Narkotisch (> 2 Promille)
Stadium IV	Asphyktisch: Tod durch Atem- und Kreislaufversagen

Die Diagnose stellt sich aus der Anamnese und dem klinischen Befund mit Alkoholfoetor, Hypothermie und Polyurie. Man sollte bedenken, dass gewisse hochprozentige Alkoholsorten keinen Foetor produzieren (z.B. Wodka).

Ein Blutzuckerstreifentest sollte in jedem Fall durchgeführt werden, um eine oft gleichzeitig bestehende Hypoglykämie behandeln zu können.

Wenn eine Blutgasanalyse verfügbar ist, zeigt diese eine metabolische und im Stadium der Ateminsuffizienz auch eine respiratorische bzw. kombinierte Azidose.

Erstversorgung – Therapie

- Ist der Patient ansprechbar und liegt der Alkoholkonsum erst kurz zurück, kann man eventuell versuchen, ein **Erbrechen** zu **induzieren**.

- Das Sichern der **Atemwege** ist von oberster Priorität, um einer möglichen Aspiration vorzubeugen.

- Ein **Volumenmangel** (Polyurie) bei gleichzeitig meist bestehender Hypoglykämie sollte mit 5 %iger Glukoselösung 100–200 ml/h ausgeglichen werden.

Koma

■ Vorsicht ist bei **Mischintoxikationen** geboten, welche nicht selten vorkommen (vor allem mit Opiaten und Benzodiazepinen).

■ Bei starken **Exzitationen** ist außerdem die Gabe von Haloperidol 5–10 mg
angezeigt.

Notfälle im Kindesalter

Tatsächliche Notfälle im Kindesalter sind glücklicherweise selten, als Hausarzt wird man mit einem eher kleinen Spektrum von Krankheitsbildern konfrontiert.

Häufig wird die Symptomatik von den alarmierenden Bezugspersonen nicht richtig eingeschätzt, die Lage kann sowohl bedrohlicher als auch harmloser dargestellt werden.

Erfolgt die Alarmierung über dritte, ist die realistische Einschätzung der Lage für den Ersthelfer fast unmöglich.

Im Kindesalter handelt es sich zum überwiegenden Teil um respiratorische Notfallsituationen, da ein Kind einen wesentlich höheren Sauerstoffverbrauch aufweist und bis zum Jugendalter kaum über Reserven verfügt. Ein Kleinkind stirbt doppelt so schnell an Sauerstoffmangel als ein Erwachsener, daher ist bei der Alarmierung immer die schlechteste Möglichkeit in Erwägung ziehen und auf raschestem Wege zu Hilfe zu eilen.

Die Haupttodesursache im Kindesalter ist der Unfall bzw. die akzidentelle Vergiftung. Laut Statistik Austria sind im Jahr 2011 34 Kinder bis zum 14. Lebensjahr an Verletzungen oder Vergiftungen gestorben.

Wie alt ist ein Kind?

Nachdem Notfallmaßnahmen und Dosierungen von Medikamenten vom Alter und Körpergewicht abhängig sind, sind diese Kenntnisse sehr wichtig. Nicht immer sind jedoch Angehörige vor Ort, die diese Fragen klar beantworten können. Es gibt jedoch einige Hinweise auf das Kindesalter, mit deren Hilfe man das Gewicht abschätzen kann:

Alter	Zeichen	kg
0–4 Wochen	Neugeborenes	3–5 kg
Säugling < 6 Monate	Zahnlos, Strampelhose, keine Schuhe	3–8 kg

Alter	Zeichen	kg
6–12 Monate	Fontanelle noch offen, Windelträger	8–12 kg
12–24 Monate	Kind kann gehen, Fontanelle schließt sich	10–15 kg
ab 2 Jahre	Laufen, spielen, sprechen, Kindergarten	15–20 kg
Ab 6 Jahre	Schultasche	12–20 kg

Wie kann ein Kind Schmerzen äußern?

1. Lebensjahr	Weinen, das auch von den Eltern nicht beruhigt werden kann, zappeln, zittern.
2.–3. Lebensjahr	Schmerzreaktion unspezifisch, Abwehrverhalten, Regression.
4.–5. Lebensjahr	Trotzreaktion möglich, akzeptiert Untersuchung kaum, Reaktion abhängig vom aktuellen Verhalten der Bezugspersonen und der Schmerzursache.
Ab 6. Lebensjahr	Zunehmende Einsicht, Verhalten von elterlichen Prägungen abhängig (tapfer – zimperlich), Schmerzen können lokalisiert und beschrieben werden.

Traumabedingter Notfall

Notfälle bei Kindern werden häufig durch Unfälle verursacht:

- Im Säuglingsalter durch Sturz vom Wickeltisch oder aus dem Kinderwagen.
- Im Kleinkindalter zählen Ertrinkungsunfälle und Verbrennungen zu den häufigsten Verletzungen.
- Im Schulkindalter treten Verkehrsunfälle in den Vordergrund.

Am Einsatzort wird das Szenario durch ängstliche Angehörige bestimmt. Auch wenn für den Ersthelfer der Kindernotfall eine besondere Stresssituation bedeutet, sollte dieser Ruhe und Sicherheit vermitteln. Nehmen Sie empathisch Kontakt zum Kind auf und versuchen Sie, eine Erstuntersuchung durchzuführen.

> Je ruhiger das Kind ist, desto bedrohlicher kann die Verletzung ein Schockzustand sein.
>
> Eine Alarmierung des Notarztsystems ist im Zweifelsfall immer richtig.
>
> Die lebensrettenden Sofortmaßnahmen gelten analog zu jenen bei Erwachsenen (Gefahrenbereich beurteilen, Bewusstsein prüfen, entsprechende Lagerung, altersentsprechende kardiopulmonale Reanimation).

BLS entsprechend den Empfehlungen der American Heart Assoziation 2010

	Kinder	Säuglinge
Erkennung	Keine Atmung oder Schnappatmung, kein Puls fühlbar innerhalb von 10 Sekunden	
Kompressionsfrequenz	Mindestens 100/min	
Kompressionstiefe	Ca. 5 cm	Ca. 4 cm
	Vollständige Entlastung des Brustkorbes, Unterbrechungen auf ein Minimum reduzieren	
Kompressions-Beatmungsverhältnis (ohne Atemwegshilfe)	30 : 2 bei 1 Helfer; 15! : 2 bei 2 Helfern	
Kompressions- Beatmungsverhältnis bei gesichertem Atemweg	1 Beatmung alle 6–8 Sekunden (8–10/min); nicht synchron mit Herzdruckmassage, 1 Sekunde/Beatmung; Beatmung bis zum sichtbaren Anheben des Brustkorbes	
Laienhelfer	Nur Kompression	

Da Kinder O_2-Mangel sehr schlecht tolerieren, ist O_2-Inhalation jedenfalls sinnvoll – eine Intubation sollte nur vom geübten Notarzt durchgeführt werden.

Dyspnoe

Es kommen mehrere Ursachen in Betracht:

Akute Laryngitis – „Pseudokrupp"

Einer der häufigsten Anlässe für nächtliche Alarmierungen des Hausarztes ist starker Husten mit Atemnot bei Säuglingen und Kleinkindern.

Aus der telefonischen Information lassen sich schon Rückschlüsse über die Ursache dieser Atemnot ziehen.

Bei der akuten Laryngitis („Pseudokrupp") kommt es zum Anschwellen der Stimmlippen, der bei Kleinkindern nur bleistiftdicke Atemweg wird durch diese Schwellung massiv eingeengt. Die Expiration bleibt fast unbehelligt, inspiratorisch ist ein Stridor hörbar. (Im Gegensatz zum asthmatischen expiratorischen Giemen.)

Bellender Husten bei fieberhaftem Infekt, plötzlicher Beginn der Atemnot vor allem in den Nachtstunden, Heizsaison und ein Kindesalter zwischen 1 und 3 Jahren lassen an Pseudokrupp denken. Die Ursachen sind meist Virusinfekte, seltener bakteriell bedingt (seit obligater Hämophilusimpfung sehr selten). Das Erkrankungsrisiko ist im Rauchermilieu massiv erhöht, selten sind auch allergische Ursachen beteiligt. Rasche Hilfeleistung ist jedenfalls indiziert, man kann den Eltern schon telefonisch raten, das Kind warm anzuziehen und bis zum Eintreffen des Arztes eine möglichst kühle Umgebung aufzusuchen – entweder im Winter ans offene Fenster setzen oder im Badezimmer neben eine kalte Dusche.

Da sowohl Eltern als auch Kind in Alarmzustand sind, sollte man ruhig vorgehen und bei typischen Symptomen auf eine traumatisierende Untersuchung des Kindes verzichten. Man ersucht die Eltern, den Oberkörper des Kindes zu entkleiden, um den Schweregrad der Atemnot beurteilen zu können.

Sind bei Inspiration Einziehungen im Jugulum, interkostal und unter dem Rippenbogen sichtbar, handelt es sich um eine lebensbedrohliche Atemnot, bei Einziehungen nur im Jugulum besteht keine unmittelbare Gefahr. Der Schweregrad kann sich jedoch rasch ändern. Auf eine Spatelinspektion des Rachens ist zu verzichten, da diese zusätzlich Hustenreiz und Panik auslösen kann. Das Verabreichen von oralen Medikamenten ist wegen der Aspirationsgefahr zu unterlassen.

Differentialdiagnostisch ist an die jedenfalls lebensbedrohliche akute Epiglottitis zu denken, welche allerdings wesentlich seltener auftritt.

Differentialdiagnose des Krupp-Syndroms		
	Pseudokrupp	**Epiglottitis**
Anamnese	oft Atemwegsinfekt	keine Hinweise
Beginn	langsam (akut in der Nacht)	stürmisch (innerhalb von Stunden)
Allgemeinzustand	wenig beeinträchtigt	schwer beeinträchtigt
Fieber	mäßig	hoch (> 38° C)
Stridor	inspiratorisch	in- und exspiratorisch
Stimme	heiser, aphonisch	leise, kloßig
Husten	bellend	nicht bellend
Schluckstörung	nein	ausgeprägt
Speichelfluss	nein	ausgeprägt (vorgeschobenes Kinn)
Haltung im Bett	liegend	sitzend (vornüber gebeugt)
Alter (Jahre)	(½) 1–3 (4)	(2) 3–6 (7), auch Erwachsene
Tageszeit	meist abends, nachts	ganztags
Jahreszeit	meist Herbst, Winter	ganzjährig
Rezidive	häufig	selten
Mortalität (unbehandelt)	vernachlässigbar	bis zu 50 %

(Quelle: Ärzte Woche Nr. 44/2001)

Notfälle im Kindesalter

Denken sollte man auch an eine Fremdkörperaspiration – plötzlicher Beginn ohne Infekt, Racheninspektion und Auskultation helfen dabei weiter.

„Echter Krupp" (= Diphtherie) ist seit obligater Impfung extrem selten geworden.

Therapie

Beruhigung von Kind und Eltern, kalte Luft können zu spontaner Besserung führen, auch warmer Wasserdampf im Badezimmer kann helfen, Prednisolon-Zäpfchen (Rectopred) wirken abschwellend (allerdings erst nach ca. ½ h), Einweisung ins Krankenhaus mit ärztlicher und elterlicher Begleitung ist bei geringster Unsicherheit über den weiteren Verlauf angeraten.

Adrenalin-Inhalationen mit Vernebler in der Klinik lassen die Stimmlippen zuverlässig abschwellen.

Beim Pseudokrupp ist extrem selten eine Intubation indiziert und sollte nur vom Kindernotarzt versucht werden.

Obstruktive Bronchiolitis (Virusinfekte) und Asthma bronchiale (Virusinfekte, Allergien)

Typische Symptome sind ein expiratorisches Giemen, Fieber bei Bronchiolitis bzw. infektinduziertem Asthma. Wenn auskultatorisch nur schwache Atemgeräusche bei sonorem Klopfschall hörbar sind, kann es sich um das bedrohliche Krankheitsbild der sogenannten „silent lung" handeln. (Differentialdiagnostisch ist auch an den Spontanpneumothorax bei angeborenem Emphysem zu denken, dann hört man einseitig den sogenannten „Schachtelton" bei der Perkussion.)

Therapie

Wenn möglich, Salbutamol-Inhalation mit Vernebler, sonst mit Dosieraerosol versuchen, O_2-Gabe (4 l/min), aufrecht sitzender Transport, Monitoring, Notarzttransport.

Allergie

Plötzliches Anschwellen der oberen Atemwege kann durch akute allergische Reaktionen und auch nach Insektenstichen ausgelöst werden. Nahrungsmittelallergien (v.a. Nüsse, Eier, Fisch, Milch) und auch Insektenstichallergien können bei entsprechender Sensibilisierung in Minuten zu Anaphylaxie mit Kreislaufkollaps und Atemnot führen. Warnzeichen sind Jucken und Missempfindungen in Mund und Rachen, Juckreiz, Nesselausschlag, Schwellungen im Gesicht, Übelkeit, Beklemmungsgefühl, Angst und Tachykardie.

Therapie

Zuerst Entfernen und Unterbrechen der Allergenzufuhr, dann bei Herz-Kreislauf-Stillstand altersentsprechende Reanimation, O_2-Gabe maximal, Monitoring. Venöser (interossärer) Zugang mit NaCl 0,9 % oder Ringerlösung.

Da die Betroffenen häufig schon Erfahrungen mit ihrer Allergie sammeln konnten, sind sie meist mit Notfallmedikamenten ausgerüstet, die rasch einsatzbereit sind. (Adrenalin-Injektoren, Antihistaminika). Andernfalls aus der eigenen Visitentasche verfügbar: Adrenalin im. (< 6 a: 0,15 mg, 6–12 a: 0,3 mg), Fenistil-Amp. Sollten die oberen Atemwege komplett verschlossen sein, kann ein Versuch mit Punktion der Trachea mit großvolumigen Venenkanülen Entlastung bringen.

Da die allergische Reaktion a priori nicht abgeschätzt werden kann, ist jedenfalls notärztliche Unterstützung anzufordern.

Fremdkörperaspiration

Aus der Anamnese der Angehörigen erfährt man das plötzliche Einsetzen einer bedrohlichen Symptomatik mit Keuchen, Husten, Stridor und Atemnot. Im Umfeld findet man aspirierbare Gegenstände. Das typische Beispiel sind Kinder, die am Küchentisch gesessen sind und der Mutter beim Kochen (Bohnen!) geholfen bzw. im Sandkasten mit Murmeln gespielt haben.

Therapie

Bei totalem Verschluss muss der Fremdkörper um jeden Preis entfernt werden.

Das Kind vornübergebeugt oder in Kopftieflage husten lassen, altersangepasste Schläge auf den Rücken ausführen. Wenn diese erfolglos sind, Versuch, in Seitenlage den Fremdkörper mit dem Finger oder der Magillzange zu entfernen (Cave: Weiterschieben des Fremdkörpers). Kompressionen des Abdomens sind wegen der Verletzlichkeit der kindlichen Leber und Milz kontraindiziert. Atmet das Kind noch selbst, wird bei Bewusstlosigkeit O_2 verabreicht (4 l/min) und unverzüglich der Notarzt alarmiert. Der Fremdkörper kann dann evtl. mit dem Laryngoskop gesichtet und entfernt bzw. im Rahmen der Intubation evtl. in einen – meist den rechten – Hauptbronchus vorgeschoben werden, womit die Belüftung einer Lunge möglich ist, was im Notfall vollkommen ausreicht.

Störungen des Bewusstseins

Krampfanfälle

Der Fieberkrampf tritt gelegentlich bei Kindern bis zum 5. Lebensjahr im Rahmen fieberhafter Infekte und Gastroenteritiden meist bei erstem Fieberanstieg auf. Das Kind hält den Atem an, verdreht die Augen, die Lippen werden zyanotisch. Bewusstlosigkeit und rhythmische Zuckungen können auftreten, ein sehr bedrohliches Bild für die Eltern. Dieser Anfall löst sich von selbst innerhalb weniger Minuten, sodass der herbeieilende Arzt nur aus der Anamnese auf dieses Krankheitsbild schließen kann.

Therapie

Die Atemwege sind zu sichern, das Kind soll vor Verletzungen geschützt werden. Man lässt den Anfall ohne Festhalten ablaufen. Bei länger dauerndem Anfall O_2 4 l/min über Nasenbrille verabreichen, eventuell Diazepam (Psychopax Rectiolen, < 5 kg KG 5 mg, > 5 kg KG 10 mg), bei Fieber > 38° Paracetamol Supp. rektal einführen.

Beim ersten Krampfanfall in der Anamnese sollte eine Ursachenabklärung im Krankenhaus erfolgen (Tumore, Blutungen). Bei wiederholten Anfällen, wenn schon gefährlichere Ursachen ausgeschlossen wurden, ist keine Krankenhauseinweisung sinnvoll, um das Kind nicht zu traumatisieren.

Epilepsie

Typisch ist ein generalisierter, tonisch-klonischer Krampfanfall evtl. mit Wangen- oder Zungenbiss, Einnässen, mit postiktaler Erschlaffung und Bewusstlosigkeit (manchmal primär nicht vom Fieberkrampf zu unterscheiden).

Therapie

Sie erfolgt wie beim Fieberkrampf. Wenn schon längere Anfallsanamnese besteht und wieder normale Atmung und Bewusstsein einsetzen, ist im Konsens mit den Eltern keine KH-Einweisung notwendig. Bei lang dauerndem Anfall („Status Epilepticus"): Dormicum nasal über MAD-Nasenzerstäuber < 5 kg 2,5 mg; 5–15 kg 5 mg; > 15 kg 10 mg Dormicum – Notarzttransport ins KH.

Affektkrampf („Schreikrampf")

Vom Fieberkrampf manchmal schwer abzugrenzen ist der Affektkrampf mit Apnoe, Zyanose und Bewusstseinseintrübung, evtl. mit folgendem Krampfanfall. Aus der Anamnese erfährt man entweder von einer überraschenden seelischen Traumatisierung des Kindes oder dass dieses diese Emotionen sehr kalkuliert einzusetzen weiß.

Therapie

Beruhigung der beteiligten Personen.

Exsikkose

Durch Erbrechen, Diarrhoe, Hitzschlag kann ein bedrohlicher Flüssigkeitsverlust ausgelöst werden, bei > 10 % Verlust des Körpergewichtes spricht man von einer schweren Dehydradation.

Typisch sind ein ausgezehrter Aspekt, stehende Hautfalten, bei Kleinkindern das „Tabaksbeutelgesäß", Ringe um die Augen, trockene Schleimhäute.

Bei Säuglingen findet man eine eingesunkene Fontanelle und einen Vigilanzverlust je nach Schwere des Flüssigkeitsverlustes. Erbrechen und Durchfall beschleunigen die Symptomatik bis zum Schock innerhalb weniger Stunden. Durch häufigen Windelwechsel kann der Flüssigkeitsverlust unterschätzt werden.

Therapie

Abhängig vom Kindesalter, AZ und der Möglichkeit zur oralen Rehydradation (Emesis) ist stationäre Behandlung indiziert. Zu Hause erfolgt der Flüssigkeitsersatz mit Fertigmischungen (Normolyt-Pulver), altersangepassten Heilnahrungen bzw. Diäten. Ein möglichst rascher Kostaufbau ist anzustreben.

Ertrinkungsunfall

Der Ertrinkungsunfall ist unbehandelt einer der häufigsten Todesursachen im Kleinkindesalter. Die Hinweise darauf sind fast immer eindeutig – Anamnese, nasse Bekleidung, evtl. Unterkühlung, Zyanose, Atemstillstand.

Therapie

Sofort den Notarzt alarmieren, Vitalfunktionen sichern, bei Herz-Kreislauf-Stillstand sofortige Reanimation, achten auf mögliche Begleitverletzungen durch Sturz (HWS, WS).

Zwar hat die Unterkühlung einen protektiven Effekt auf das Gehirn, dennoch ist die weitere Auskühlung zu verhindern. Man muss bedenken, dass die Schutzwirkung der Unterkühlung nur dann funktioniert, wenn das Kind zuerst unterkühlt (wird), bevor es zum Atemstillstand kommt. Stürzt das 3-jährige Kind ohne Schwimmbewegungen in ein 30° C warmes Schwimmbad, geht es sofort unter und erstickt, bevor eine Unterkühlung einsetzen kann. Im Gegensatz dazu schützt eiskaltes Wasser einen Schwimmer evtl. vor dem schweren neurologischen Defizit, wenn dieser zuerst unterkühlt, bevor die Hypoxie eintritt. Bei bestehender Hypothermie ist schonendste Umlagerung wegen der Gefahr des „Afterdrops" notwendig, O_2 ist maximal zu verabreichen und ein venöser Zugang zu legen.

Unter „Afterdrop" versteht man die fatalen Folgen der raschen Abkühlung des noch warmen Körperkernblutes durch die plötzliche Vermischung mit dem kalten Körperschalenblut. Dies kann zu Herzstillstand oder nicht defibrillierbarem Kammerflimmern führen.

Meningitis

Auslöser einer Hirnhautentzündung können verschiedene Erreger sein (Viren, wie Mumps und Masern, FSME) sowie viel häufiger (ca. 0,5–1/100.000 Pers.) Bakterien, in erster Linie Meningokokken. Letztere können bei gesunden Personen im Nasen-Rachen-Raum vorkommen und nach Übertragung bei disponierten Personen eine Meningitis auslösen.

Typisch für die Erkrankung sind hohes Fieber mit plötzlichem Verfall des AZ, meist makulopapulöses Exanthem, Meningismus (Kernig- und Brudzinski-Zeichen positiv), Verwirrtheit, Kopf- und Nackenschmerzen, Lichtempfindlichkeit, Erbrechen, Krämpfe. Bei Säuglingen findet man eine harte Fontanelle, evtl. petechiale Hauteinblutungen (schwerste Form mit septischem Schock „Waterhouse-Friderichsen-Syndrom") und Schockzeichen.

Therapie

Hier ist dringendster(!) Notarzttransport mit Aviso im Krankenhaus zu veranlassen (auch bei Verdacht!) sowie der Selbstschutz mit Handschuhen und Atemmaske. Das Kind ist zu monitorisieren, maximal O_2-Inhalation zu verabreichen und ein venöser Zugang zu legen. Angehörige müssen über Umgebungsprophylaxe informiert werden (Rifoldin, Ciprofloxacin). Eine bakterielle Meningitis ist eine meldepflichtige Erkrankung, dies wird im KH veranlasst.

Notfallkoffer

Anbei finden Sie einen (umfassenden) Vorschlag zur Ausstattung des Notfallkoffers für den niedergelassenen Arzt. Dabei ist zu bedenken, dass es sich hierbei nur um eine grobe Empfehlung handelt. Die Ausrüstung sollte individuell angepasst werden, je nachdem, womit man die meisten (und besten) Erfahrungen hat und was man sich selbst zutraut.

Medikamente

2 A L-Adrenalin 2 mg/20 mg
ASS 500 mg Brause oral
2 A Atropin 1 ml/0,5 mg
2 A Bricanyl 1 ml/0,5 mg
2 A Buscopan 1 ml/20 mg
2 A Dormicum 5 ml/5 mg
1 A Ebrantil 10 ml/50 mg
1 A Fenistil 4 ml/4 mg
2 A Fentanyl 2 ml/0,1 mg
4 A Ketanest S 5 mg/ml 5 ml-Ampullen
1 A Lasix 2 ml/40 mg
2 Stk. Mexalen-Supp. 500 mg
5 A NaCl 0,9 % 10 ml
2 A Novalgin 2,5 g/5 ml
1 Aerocortin DA
1 Pumpspray Nitrolingual 0,4 mg
2 A Solu-Dacortin 250 mg + Lgsm.
3 Stesolid-Rectiole 5 mg
1 A Ulsal 5 ml/50 mg
1 A Vendal 1 ml/10 mg (alternativ zu Fentanyl, s.o.)

Infusionen

2 Elomel isoton 500 ml bzw. Ringer-Lactat oder -Lösung
1 Fl. Glukose 5 % 250 ml
1 Voluven 6 % 500 ml
2 Infusionsbestecke + Aufhänger

Diagnostik

1 Blutdruckmanschette Erw./Kinder
1 Blutzuckermessgerät + BZ-Streifen
1 Finger-Pulsoxymerter
1 Stethoskop Erw./Kinder
1 Reflexhammer

Beatmung

1 l oder 2 l Sauerstoflasche inkl. Armatur
1 Beatmungsbeutel mit Maske und O_2-Anschluss mit Reservoir (3 Größen)

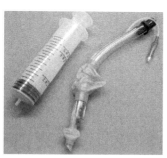

Larynxtubus – schonende Atemwegsicherung, rasch bis über den Kehlkopf einführen, allerdings kein (!) Aspirationsschutz

Diverse Materialien

1 Einmalskalpell
1 Kleiderschere
1 Pinzette anatomisch
1 Verbandsschere (steril)
1 Stauschlauch
Alkoholtupfer
Händedesinfektionsmittel
Einmalhandschuhe
Leukoplast, Gazetupfer und PH-Haft
kleine Verbandsmittel
div. Kanülen
Venflon je 2 × 0,8/1,0/1,4/1,7
            3 × 1,2 mm ID

Notfallkoffer

Kombistopfen
1 Fiebermesser
1 Handscheinwerfer/Stirnlampe
MAD-Nasalzerstäuber

    Intranasale Gabe von Ketamin, Morphin, Fentanyl, Midazolam möglich und untersucht. Dosierung adäquat, Wirkungseintritt fast so schnell wie bei intravenöser Gabe. Problemloser Applikationsweg im Vergleich zu intravenösem oder rektalem Zugang.

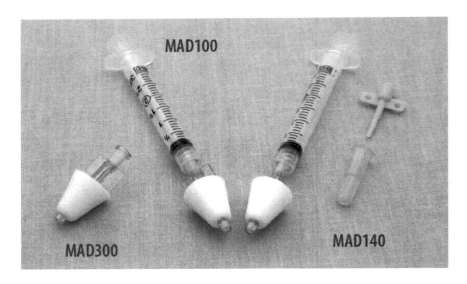